hablemos de

FIBROMIALGIA

Yo la he ganado, tú también puedes

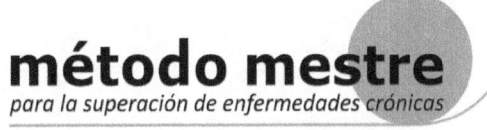

método mestre
para la superación de enfermedades crónicas

mªàngels mestre

www.mangelsmestre.com

ÍNDICE

HAN PASADO LOS AÑOS

Ya han pasado varios años desde que escribí este libro. Lo escribí porque sentí la necesidad de compartir que la fibromialgia y el s.f.c. (síndrome de fatiga crónica) se podían curar. ¡Tú también puedes!

A partir de entonces, mi introvertida vida dio un vuelco, ya que me vi inmersa en una gran comunicación con el mundo externo. Primero los medios y después muchos enfermos que querían curarse. Todo ello me llevó a empezar los talleres para la superación de la enfermedad. Nunca, hasta entonces, me había dedicado a la docencia, y fue un trabajo muy gratificante, ya que pude comprobar que muchas personas mejoraban considerablemente y unas cuantas se curaban. Estos talleres me obligaron a estudiar más sobre la enfermedad y esto me llevó a escribir el segundo libro "De la fibromialgia a la Salud".

Durante este tiempo, y gracias a la macrobiótica, he visto como me desaparecían, además de la fibromialgia, las aftas bucales, la periodontitis, la osteoporosis, el inicio de cataratas, dos dioptrías de vista cansada (hipermetropía)...

Sucedió algo sorprendente, personas enfermas de cáncer me pidieron consejo sobre la alimentación, y actualmente ya existe el tercer libro "Alimentación, energía vital en el Cáncer".

M^aÀngels Mestre

AGRADECIMIENTOS

Doy mi agradecimiento a mi marido Antoni, a mis hijos Anna y Ferran, a mis cuatro nietos y a toda mi familia, a todos mis amigos, a todo el personal médico, médicos y terapeutas que me han tratado tanto con medicina convencional (alopática) como con medicina alternativa (holística).

Asimismo, agradezco las dificultades de la vida y especialmente a la fibromialgia, porque gracias a ellas he aprendido a obrar por mí misma y han hecho posible este libro.

CITAS

"Aquél, el pensamiento del cual anhela en cuerpo y alma un imposible, aquél es el vencedor" I. CHING

"La batalla no la vence el más fuerte, sino el que persevera" TRIGUEIRINHO

"Mientras las plumas del miedo nos empujan hacia abajo, las alas del coraje nos transportan por encima de los abismos" HELENA ROERICH

"Habita en las regiones simples y nobles de la vida, obedece a tu corazón y reproducirás otra vez el Paraíso" R.W.EMERSON

"Un hombre libre es quien consigue todo lo que sueña, siempre, como quiere, sin ayuda de nadie" LAO TSE

"La libertad es la cara de una sociedad sana: cuántos más policías se necesitan más personas ignoran su libertad; cuanto más crece el número de hospitales y de medicamentos, señal de que hay cada vez más enfermos" GEORGES OHSAWA

"La justicia es la llave que transforma todo antagonismo en complementario; es el otro nombre de la libertad" GEORGES OHSAWA

"La paz también es el otro nombre de la libertad. Es la manera de vivir dentro de la sociedad con libertad sin que los otros se sientan afligidos" GEORGES OHSAWA

"Todo esto es posible para quienes comprenden el orden del Universo" GEORGES OHSAWA

PRÓLOGO

Escribió el sabio sufí del siglo XIII Rumí en su Maznawí: *"Si notas angustia interior con los ojos abiertos, sabe que has cerrado el ojo de tu corazón y ábrelo. Percátate de que la angustia es el anhelo de los ojos de tu corazón que buscan la luz inconmensurable".*

Parece fácil abrir el ojo del corazón, cuando, muy posiblemente, sea la tarea de toda una vida. El camino del corazón y de la consciencia, el del percatarse, guarda muchas similitudes con el camino de la curación de las enfermedades crónicas, en cierto modo llamadas así, no nos engañemos, dado que no sabemos, nosotros los médicos, cómo curarlas.

Una enfermedad aguda, que evoluciona y se prolonga durante quince días a lo máximo, es una enfermedad que acostumbra a tener una sola causa, de tal manera que puede ser tratada y curada en relativamente poco tiempo. Por el contrario, las que denominamos enfermedades crónicas, aquellas que se alargan durante más de tres meses y que no podemos curar del todo, no poseen un único factor desencadenante, sino que son multifactoriales, o lo que es lo mismo, están provocadas por varios motivos, a veces incluso muy diferentes entre sí. A este grupo de enfermedades pertenece la fibromialgia.

Mª Àngels Mestre nos narra en el presente libro su experiencia con la fibromialgia. De hecho, no existe una sola fibromialgia, sino muchas: la fibromialgia de cada persona que la sufre.

De entre las enfermedades crónicas, la fibromialgia no es que sea fácil de curar, pero al menos no acostumbra a provocar lesiones irreversibles, por lo que puede afirmarse que es una enfermedad crónica curable. Otras enfermedades crónicas, cuando hay lesiones orgánicas irreversibles, pueden mejorar, algunas ostensiblemente incluso, pero difícilmente curarse del todo.

Una enfermedad crónica que ha ido gestándose, a veces, durante años, no puede ser curada inmediatamente, de un día para otro. Necesitamos reforzar, recomponer, desintoxicar, restituir paso a paso el equilibrio orgánico perdido. En otras palabras, se precisa tiempo para que el organismo recobre de nuevo su homeostasis.

El cuerpo humano funciona como un todo integrado en el que la información circula instantáneamente, de tal suerte que lo que ocurre en una parte, miembro, órgano o tejido, es percibido de inmediato por el resto. Esto explicaría algo tan simple como, por ejemplo, el mal humor que se deriva de llevar todo el día un calzado que nos aprieta y hace daño. Todo mi cuerpo y mi mente sufren este trastorno, por muy tonto que pueda parecer.

La fibromialgia consiste en fuertes dolores musculares. Desde la óptica de la medicina natural se considera que el dolor es algo así como el grito de socorro que emiten los tejidos reclamando oxígeno.

Las personas que sufren contracturas ven como su sangre no circula del todo bien. Se producen, así, lo que denominamos *schunts* arteriovenosos, que vendrían a ser como una especie de atajos que dejan sin irrigación parte de los tejidos y, en consecuencia, sin oxígeno ni nutrición, favoreciendo de este modo que se acumulen tóxicos en dichas zonas empobrecidas. Utilizando una terminología médica más oriental, afirmaríamos que la energía vital deja de circular a través de ellas. En cierto modo, podría decirse que la energía vital es lo que posibilita la circulación sanguínea y la transmisión nerviosa, que funciona a la manera de una red informativa.

Sobre el concepto de energía vital o *ki*, ya hablaron los médicos tradicionales chinos hace más de tres mil años. En nuestros días, médicos acupuntores occidentales han realizado algunos estudios científicos al respecto cuando menos sorprendentes. Han podido comprobar, por ejemplo, que tras insertar un ion radioactivo en el punto nº 1 de un meridiano cualquiera de acupuntura, dicho ion circula por el cuerpo siguiendo con exactitud el recorrido trazado por los acupuntores chinos del pasado. Las gammagrafías y radiografías no dejan lugar a dudas.

Cómo aquellos doctores orientales pudieron describir con tanta precisión los meridianos de acupuntura no lo sabemos. Cualquier hipótesis al respecto es especular en la oscuridad, pero el hecho está ahí.

Sea como fuere, lo que es seguro es que debió de tratarse de personas muy observadoras y dotadas de una fina sensibilidad. Aún hoy en día, los médicos chinos continúan tomando los pulsos para comprobar cómo están los meridianos, cómo está la energía que circula a través de ellos y, en definitiva, cómo es el estado de salud de la persona.

Pero, volvamos a la fibromialgia. Hemos dicho que se trata de una enfermedad cuyo síntoma principal es, en efecto, el dolor muscular, si bien puede ir acompañado de otros como fatiga crónica, desánimo y un largo etcétera. Un dolor muscular cuyas causas pueden ser múltiples y no siempre iguales para todo el mundo. Focos interferentes, cándidas o disbiosis intestinales, intoxicaciones por metales, sobrecarga hepática, estrés, geopatías, trastornos emocionales, inmunidad débil a causa de virus, bacterias u hongos, pasados o presentes, pueden ser algunas de ellas.

En este sentido, he de decir que los distintos métodos de diagnóstico empleados por las llamadas medicinas complementarias, como la electro-acupuntura o la biorresonancia, por no citar sino un par de ejemplos, son de una gran utilidad a la hora de diagnosticar con precisión los diversos factores desencadenantes de las enfermedades crónicas.

Cuando visité por primera vez a MªÀngels Mestre, ya había recorrido un largo camino hacia la mejoría de su enfermedad, aun así todavía tenía dolor. Tras haberle realizado un test de electro-acupuntura, pude observar que presentaba inflamaciones en algunas piezas dentales, así como un foco inflamatorio crónico en las amígdalas. Ambas circunstancias condicionaban el hecho de que MªÀngels no se encontrara del todo bien. Sin embargo, una vez aplicado el tratamiento correspondiente, mejoró de forma ostensible, hasta el día de hoy, en que se encuentra asintomática.

Y es que el éxito en la curación de las enfermedades crónicas pasa por abordar todos aquellos factores que las producen, a fin de que la persona recupere su equilibrio, tanto físico como anímico y emocional. Al fin y al cabo, somos un todo.

Las técnicas a emplear, las terapias o tratamientos, son múltiples, como múltiples son los caminos en la vida. Con todo, lo más importante es que cada uno halle y emprenda su propio camino de consciencia y curación. Nosotros, los médicos, únicamente podemos coadyuvar orientando al paciente. Nada más… ¡y nada menos! Esa y no otra es nuestra tarea; lo cual en modo alguno se contradice con el hecho, ya antes referido, de que el ser humano es un todo y que la salud integral incluye además del aspecto físico, el anímico y el emocional. En mi opinión, el médico incurre en un error cuando ultrapasa los límites que le son propios y se adjudica funciones que no le corresponden. Por ejemplo, un médico no es un maestro espiritual.

Por último, no me queda sino felicitar cálidamente a MªÀngels Mestre por la entereza con la que ha sabido encarar su enfermedad y por compartir con los lectores su experiencia a través del presente libro. No me cabe la menor duda de que puede resultar de gran ayuda para muchas personas.

Dra. Montserrat Noguera

INTRODUCCIÓN

Escribo este libro desde mi corazón, con todo mi amor hacia vosotros. Es la primera vez que hago alguna cosa por mí misma sin querer gustar a nadie, sin esperar ningún tipo de aprobación. Lo hago para ayudar y ayudarme, pues vaciando todo lo que llevo dentro haré la mejor terapia.

Será compartir mi verdad con vosotros; me arriesgo a confiar en mí misma intentando poner la voluntad de ser útil.

No hemos de desanimarnos por una enfermedad que todo lo que pretende es que la comprendamos. La solución no consiste en alejarse del mundo. Nuestro mundo está formado por nuestras relaciones con los demás y con el medio ambiente. Hemos de conocernos tal como somos; hemos de estar atentos a lo que somos, no a lo que quisiéramos ser.

¿Qué es lo que debemos hacer para conocernos? Pues vernos a cada instante en nuestra convivencia, con atención y autoobservación.

Es analizando nuestra manera de pensar y sentir cuando llegamos a una acción creadora, y esta acción creadora puede ser nuestra curación.

Estas páginas no tienen la intención de ser una guía para salir de la fibromialgia, porque solamente es un camino, mi camino. Cada persona que tiene esta enfermedad es diferente, porque no existen enfermedades, existen enfermos, y nunca encontraremos dos iguales. Es una invitación a que cada persona busque su propio camino, que sin duda ya existe. Es una narración de las experiencias vividas en el transcurso de mi vida, de los episodios que creo que tienen relación con la enfermedad y también con su proceso, desde la infancia hasta el diagnóstico, y desde este hasta la curación definitiva.

También es una recopilación de ideas que he podido extraer de fragmentos que me han ayudado en mi camino, las cuales sin duda pueden ser para vosotros un impulso para poneros a caminar con paciencia y perseverancia.

Nunca me había imaginado que escribiría un libro. Cuando era pequeña lloré por culpa de una redacción acerca del mar que me pidió mi profesora. No sabía qué escribir; no tenía palabras para describir una cosa tan importante para mí, pues delante del mar siempre sentía una gran emoción que me conmovía.

Ahora, con este libro, me he puesto al límite de mis posibilidades. No es un trabajo cómodo que domine; al contrario, es como comenzar de cero, pero mi impulso es más fuerte que todas las dificultades. No sé escribir, no me gusta, pero quiero hacerlo y creo que me acabará gustando.

Quiero compartir una buena noticia, por esto es por lo que escribo estas páginas: **si tú quieres, si tú lo deseas y te esfuerzas, la fibromialgia desaparece.**

La intención de lo que escribo es para:

● Llevar esperanza allí donde no hay. Después del diagnóstico siempre hay la aclaración de que la fibromialgia es una enfermedad crónica. Será crónica solamente si tú quieres, si entregas el poder a los demás.

● Ayudar a comprender la enfermedad con la finalidad de poner en marcha la autocuración.

● Servir de guía para salir del victimismo, tomar consciencia para hacerse responsable y tomar el protagonismo de la propia vida.

● Decir que es necesario llevar toda la experiencia vivida desde la mente razonada hacia el corazón, desarrollando el proceso del perdón a través del amor que todo lo cura.

Este libro va dirigido a todas las personas enfermas, no importa si el nombre de la enfermedad no es "fibromialgia" porque el protagonista aquí no es la enfermedad sino los enfermos que verán en estas líneas una esperanza de recuperar la salud.

Y ahora me pregunto: ¿quién puede considerarse completamente sano…?

Por tanto, **este libro está escrito para todos.**

1
GESTACIÓN DE LA FIBROMIALGIA

Ahora he comprendido por qué he padecido fibromialgia: me la he ganado a pulso; me la he merecido. Lo he hecho muy mal; está claro que hacer el papel de "sumisa y obediente", sin serlo, no puede sostenerse.

Mi alma es libre y yo la he tenido atada desde muy pequeña.

Nací en Barcelona el once de Noviembre de 1947, en plena dictadura y en un ambiente de posguerra, aunque ya hacía ocho años que la guerra había terminado. En aquella época la mayor parte de la sociedad aceptaba que la disciplina era lo mejor para la educación de los hijos. El niño no podía elegir nunca lo que comía, ni la ropa que llevaba, ni lo que prefería hacer, ni tan sólo podía opinar.

Dentro de una familia de estas características fui la pequeña de cuatro hermanos. La autoridad se ejercía del mayor al más pequeño, por tanto, fui mandada por padres y hermanos.

Mi padre era médico. Tuvo que trabajar en cinco centros para hacer frente a los gastos familiares. Resistió este ritmo de trabajo hasta los 54 años, momento en que padeció una angina de pecho y paró su actividad estresante. Entonces optó por una vida mejor, con una dedicación exclusiva como médico de la empresa Hispano Olivetti.

Por aquel entonces yo tenía 17 años y recuerdo a mi madre muy asustada por las palabras del cardiólogo. Parecía que tenía los días contados... y vivió hasta los 91 años.

A mi padre, aparte de la medicina, le gustaba pintar, hacer fotografías y leer.

Mi madre era maestra; le gustaban mucho los niños y

tenía mucha paciencia. Cuando se casó dejó de trabajar, como era costumbre en aquella época, y se dedicó de lleno a los hijos, a la abuela paterna que vivía con nosotros y a la casa. A mi madre le gustaba mucho coser, cocinar, cuidar de las plantas, los animales (teníamos cinco pájaros) y leer. Ella fue siempre el vínculo de unión familiar.

Cuando yo nací mi padre tenía 37 años, mi madre 38, mi hermano mayor diez, mi hermana seis y mi hermano pequeño dos y medio. Hice posible que nos convirtiéramos en una familia numerosa.

De los siete que éramos en casa sólo quedamos dos: mi hermano pequeño y yo. Él también es médico, como nuestro padre, y también a los 54 años padeció un problema coronario. Fue sometido a una angioplastia para situarle dos *stents* ("muelles" que dilatan las arterias).

Mientras, fui a una escuela que no se caracterizaba por una excesiva rigidez, mi vida tenía un respiro en este espacio. A los once años, con el cambio de escuela, mi vida empeoró, porque la disciplina y el nivel de exigencia en ese nuevo colegio me superó. Yo no quería decepcionar las expectativas puestas en mi persona y me esforcé al máximo para ser, desde el primer mes de escuela, la primera de la clase. Ya no era aquella niña a quien las monjas querían hacer repetir curso (cosa que no consiguieron) y el listón empezó a subir. ¿Qué había sucedido con aquella niña que le gustaba tanto jugar? Yo no hacía nunca los deberes en casa, los tenía que hacer durante del recreo, deprisa para poder jugar, aunque el tiempo fuera menor que el de las otras niñas. ¿Dónde estaba aquella niña tranquila y feliz? Ya no existía. Había que comprar como fuera el afecto, la atención que no había tenido hasta ese momento.

Al ver la reacción positiva de maestros y padres, quise mantener el nivel de esfuerzo para continuar dando más de lo que habría sido razonable, ya que no se trataba de ir sacando la lengua durante toda mi vida, pero así lo hice. La reacción de mi cuerpo no se hizo esperar, fue casi inmediata: empecé a padecer durante aquel curso los primeros dolores de espalda en la zona de las cervicales. La causa era –así lo creía en aquella época- el peso del abrigo del uniforme y el peso de la cartera.

Pero el peso real era exactamente la carga que yo me había autoimpuesto para no defraudar, para ser amada, para ser respetada… Esto se traducía en dolor en la espalda, y también, con la llegada del verano, en dolor en las caderas.

PERSONALIDAD Y ESENCIA

P.D. Ouspensky, investigador de los problemas del hombre y del universo (1917), nos dice en el libro *Fragmentos de una enseñanza desconocida*: "El hombre tiene dos partes: la esencia y la personalidad. La esencia del hombre es todo lo que es 'suyo'. La personalidad es lo que 'no es suyo'. 'Que no es suyo' significa lo que viene de fuera, lo que ha aprendido, lo que refleja todos los vestigios de impresiones externas que quedan en su memoria y en las sensaciones, todas las palabras y movimientos que han sido aprendidos, todos los sentimientos creados por imitación. Todo esto es lo que 'no es suyo'; todo esto es la personalidad. […] Un niño pequeño aún no tiene la personalidad definida. Es lo que realmente es. Es esencia. Sus deseos, apetitos, gustos y aversiones expresan su ser tal como es. Pero tan pronto como interviene lo que llamamos 'educación' comienza a desarrollar la personalidad. […] La esencia es la verdad del hombre; la personalidad es la mentira."

Durante mi infancia, mi familia me hizo ver que yo era diferente de ellos:

- Yo era la única que tenía la nariz larga.
- Yo era la única que tenía las orejas largas
- Yo era la única que nací con un bulto delante de la oreja (como Frankenstein).
- Yo era la única que tenía el dedo grande del pie más largos que los otros.
- Yo era la única que caminaba balanceándome.
- Yo era la única que cuando nací era bonita a días alternos, un día sí y un día no.
- Etcetera.

Diferenciar es separar, distinguir… No tiene por qué ser

peyorativo. La crítica fortalece, te agudiza. La admiración te envanece, te duerme y te vuelve necio.

De pequeña no era consciente de que las diferencias en los rasgos físico que yo tenía respecto a los demás fuesen ningún problema para mí. Ellos seguramente me veían como el 'patito feo' del cuento, pero ahora creo que ese recuerdo me da fuerza para sentirme diferente, para no ser como todo el mundo, para superarme, para mejorar, para situarme al límite de mis posibilidades.

Ahora quiero ser el cisne y, para conseguirlo, tendré que trabajar; ya no como una esclava, sino como un ser libre que quiere ser una mujer de verdad que es capaz de transformar su mente, su corazón y sus actos.

Retomo la narración de mi vida escolar. A medida que iba avanzando, cada vez me iba alejando más de la verdadera niña que iba a su aire, sin importarle nada ni nadie. El proceso continuó y, hacia los trece años, en momentos de mucha tensión, tenía dolor de cabeza y me temblaban las manos. Empecé a padecer malas digestiones, sobre todo los domingos, porque comíamos más cantidad y más grasas. Las tardes de los días de fiesta eran una pesadilla para mí.

En este período del bachillerato ya tenía, pues, los primeros síntomas de lo que sería después esta enfermedad extraña e incomprendida.

La cosa se fue complicando más a la hora de elegir carrera universitaria. La carrera que más se aproximaba a mis aptitudes, según un test psicotécnico, era Arquitectura. La sorpresa fue grande, tanto para mí como para mi familia. Las caras de mis padres eran de satisfacción; no los podía decepcionar, aunque fuera una de las carreras más difíciles. Pensé que si estudiaba arquitectura sería más querida y más valorada, y el listón tuvo que subir aún más arriba.

No se puede explicar el sufrimiento que supuso el primer año de carrera, con tres exámenes por semana durante todo el curso, además de todos los trabajos que teníamos que presentar. El dibujo, que pensaba que sería fácil para mí, resultó de un nivel inimaginable. En conjunto, me supuso un esfuerzo continuo que me sobrepasaba.

En esta época comencé a sentir ansiedad. Era un miedo

a no ser capaz, a no llegar a las expectativas puestas en mí, a decepcionar, a no ser reconocida, a no ser lo suficientemente querida, a fracasar. A mi lado ya tenía amigos y amigas que tiraban la toalla –una chica tuvo que ser internada por una gran depresión-. Todo parecía una locura, pues el nivel de dificultad que nos exigían era desproporcionado.

En aquella época, y muy puntualmente, cuando el examen era final y yo me sentía muy nerviosa, empecé a pedir a mi padre que me diera algún tranquilizante. Tenía las menstruaciones muy dolorosas y tomaba pastillas para no parar mi actividad. Por tanto, empecé a habituarme a solucionar los problemas de salud con medicamentos. Para cada problema que aparecía había una pastilla concreta, y esto ya no paró hasta llegar a la fibromialgia, que significó un desbordamiento. Mi personalidad ya estaba bien definida: perfeccionista, voluntariosa, con espíritu de superación, responsable…pero en definitiva, también muy orgullosa, muy tozuda y muy rígida.

Me perdí buenos momentos de mi juventud a causa de los estudios. Mis primas y mis amigas me decían que parecía una monja de clausura porque casi nunca podía ir a las fiestas que organizaban. Todo esto duró hasta los 23 años, que fue cuando acabé la carrera (1971). Pero como yo ya tenía el hábito de no parar, los estudios se sustituyeron por el trabajo y mi vida no cambió mucho; llevaba a cabo proyectos y más proyectos.

Creo que en la elección de los estudios de arquitectura también pesó el hecho de que fuera una carrera, en aquella época, de hombres, y eso para mí era una manera de negar mi feminidad, que desde adolescente había pensado que era un obstáculo. Un obstáculo para que se cumpliesen una serie de deseo, como por ejemplo poder ser socia de un club de tenis como mi hermano mayor, tener más libertad para poder ir a cualquier sitio, encontrar trabajo rápidamente sin necesitar recomendaciones y cobrando lo mismo…

Cuando estudiaba tercer curso, encontrar el primer trabajo, como delineante proyectista, fue una maratón. Pero la elección de esta 'carrera de hombres' fue una trampa, pues tuve que trabajar bajo la presión del machismo dominante: despacho, cliente y obra. No fue fácil aceptar que no contaba prácticamente para nada, en lo referente a las relaciones laborales, reuniones, comidas de trabajo, viajes… Era como un fantasma que trabajaba, pero que nadie veía. Trabajo y más trabajo sin ningún reconocimiento, sin ninguna recompensa, sin ninguna felicitación. Digo lo de la felicitación porque una vez que trabajé en un proyecto que ganó un premio, se me negó la satisfacción de ir a recogerlo; fueron dos hombres. Creo que todo ello también influyó en la gestación de la enfermedad: me sentía humillada, herida en mi orgullo, que creo que siempre ha sido mi gran problema. Aquel orgullo herido se convirtió en ira, resentimiento y odio, causas más que importantes en el desarrollo de la fibromialgia. Según la Medicina Tradicional China, la fibromialgia es una enfermedad asociada al hígado, y el hígado 'se rebela' y enferma a causa de la cólera reprimida.

En resumen: de pequeña hago un esfuerzo para ser querida, de mayor estoy enfadada por no ser valorada en mi trabajo. Hasta ahora no he comprendido la importancia de ser mujer. He tenido suerte: esta enfermedad me ha ayudado a resolver todos los malentendidos de mi vida.

El trabajo de arquitectura también supuso un esfuerzo para mí, ya que lo que había aprendido en la escuela de arquitectura era sólo una parte de lo que después se exigía en la parte práctica de la profesión. No hace falta decir que mi manera de ser lo complicaba todo, ya que lo quería hacer lo mejor posible y no me conformaba con la primera solución. Había que trabajar y trabajar, pensar y volver a pensar hasta que el resultado fuera de mi agrado, siempre con la impresión de que se podía hacer todavía mejor. Por eso no terminaba los proyectos tan rápidamente como me exigían; siempre era una carrera contrarreloj, porque normalmente, en la época en que acabé los estudios, había mucho trabajo: un proyecto llegaba detrás de otro, y a veces unos cuantos al mismo tiempo. Por todo ello, en aquella época, sentía la necesidad de trabajar incluso los fines de semana. Ya se ve que esto no era un modelo de vida sana.

A los 24 años, un año después de terminar los estudios, me casé. Fue después de encontrar piso y equiparlo. Empecé en aquel momento una etapa importante de mi vida, en el que el nivel de responsabilidad aumentaba y yo lo tenía que hacer lo mejor posible. Como siempre, trabajaba por la mañana en nuestro despacho, con mi marido, y por la tarde, casi siempre hasta las diez de la noche, en el estudio de un arquitecto.

NEGAR LA FEMINIDAD

Hasta ahora, después de superar esta enfermedad, no he aceptado que ser mujer es algo maravilloso. Desde pequeña, a mi alrededor, empecé a percibir que el hecho de haber nacido niña era como ser ciudadana de segunda categoría. Mi tío, médico ginecólogo, que no tuvo hijos, daba unos grandes gritos de entusiasmo cuando mi madre daba a luz a un niño y se mantenía en un serio silencio cuando se trataba de una niña, y no dejaba de comentar: "es una niña; esto es mala hierba". Los años fueron pasando y, a pesar de que me gustaba el deporte, no salí de la gimnasia o de la rítmica que hacía en la escuela.

Después vino la menstruación, que para mí, y creo que para la mayoría de mujeres con fibromialgia, fue siempre dolorosa. ¿Por qué tenía que soportar aquel dolor que obligaba a medicarme cada mes? Ahora he comprendido que aquel dolor, junto con los dolores de espalda, de la cadera izquierda, la sinusitis… a los trece años ya era como una premonición de lo que sería mi vida: siempre acompañada por un dolor u otro.

Al cabo de unos años me di cuenta de que, cuando te gustaba un chico, quedaba muy mal decirle o expresarle los sentimientos si eras una chica. Tenías que esperar que se interesase por ti. Ahora esto suena muy extraño, pero era así.

Cuando llegó la época universitaria la cosa no mejoró; el trato del profesorado hacia las alumnas no dejaba de ser algo realmente curioso. Parecía como si te perdonasen la vida; la sensación era que pensaban: "¿Qué hace una mujer estudiando arquitectura?" Ahora, por suerte, la situación ha cambiado radicalmente, ya que hay más chicas que chicos en la Escuela de Arquitectura de Barcelona.

Mi vida profesional, ya os podéis imaginar, que no fue

mejor que mi vida de estudiante; de hecho, empeoró mucho. Por una parte estaba el cliente, que prefería un hombre como arquitecto (tenía miedo de que la casa se derrumbara); y por otro lado, estaban los operarios de la obra, que, en su machismo, no podían soportar que una mujer les mandara, cosa que no disimulaban en absoluto (eran los inicios de la década de 1970). La conclusión era que hacían lo que a ellos les parecía; es decir, nada que ver con el proyecto. Lo cual representaba para las arquitectas un problema. Ahora entiendo que esta relación con los operarios era una gran oportunidad para hacerme respetar y para aprender a dar órdenes a los hombres, pues siempre había sido al revés (obedecer al padre, a los hermanos mayores, a los médicos…), pero no lo supe aprovechar. Pronto encontré excusas para no ir a las obras: hacía mucho frío en invierno, nadie me hacía caso… Si hubiese sido más constante, más persuasiva, convincente, paciente y no hubiese desistido, seguro que lo habría logrado y que habría sido muy importante para mi autoestima.

La cultura de la época, pero también mi personalidad, hicieron que me convirtiera en una mujer 'sumisa y obediente' por fuera, pero por dentro era una persona enfadada con el mundo por haber nacido mujer y por no ser valorada en mi profesión. Creo que este descontento favoreció que me mantuviera 'sumisa y obediente' hasta los 50 años. Fui generando entre otras emociones, el orgullo y la ira, los dos defectos indispensables para el desarrollo de la fibromialgia.

Los primeros 25 años me sentí mandada por mi padre; los 25 siguientes por el marido. Por suerte un día decidí que nunca más me mandaría nadie, pero ya era demasiado tarde; la enfermedad se manifestó al cabo de dos años. Tenía entonces 52 años, y el diagnóstico fue inmediato. Este proceso duró cinco años, que fueron de dolor y aprendizaje.

CAUSAS DE LA FIBROMIALGIA

Padecer fibromialgia es haber caído en el engaño de las creencias, de las máscaras y de las emociones. Para salirte has de aprender a desaprender todo tu bagaje y volverte a reinventar, pero esta vez eres tú y solamente tú quien crea la nueva persona, a través de nuevos pensamientos, nuevos sentimientos, nuevas acciones.

La época que nos ha tocado vivir se considera como un período de evolución acelerada de competencia individual. Desaparece un mundo viejo mientras se está construyendo uno nuevo. Nosotros, protagonistas de este cambio, tenemos un pie en el viejo y otro en el nuevo, que todavía no es del todo sólido a causa de patrones sociales, conductuales y creencias del viejo mundo patriarcal grabado en nuestro ADN.

Los cambios empiezan con la atención y la autoobservación. Si estás siempre atento te darás cuenta de todos los detalles que, por pequeños que sean, te dan una información muy valiosa para reorientarte y conectarte a la vida.

La autoobservación es para ver cómo respondemos al entorno: si el lugar donde estoy es bueno para mí; cómo me siento; si mejora o empeora mi estado de ánimo cuando permanezco en él; cómo cambia mi cuerpo (¿se siente más cansado o más ligero?); cómo duermo en determinado lugar, etc. Y la autoobservación sirve también para ver cómo respondemos respecto a los demás: cómo son nuestras relaciones y comunicaciones con las otras personas; si estoy bien con un grupo o estoy mal con otro… La dificultad nos reorienta hacia la selección de lo que nos conviene.

Con la atención y la autoobservación será difícil caer en la ansiedad o en la depresión. La ansiedad se produce cuando llevas una vida demasiado acelerada, sin tiempo para ti mismo, y caes en la depresión cuando te decepcionas por haber perdido el sentido de la vida.

Siempre procuro recibir más información practicando meditación cada día, ya que gracias a ella se encuentra paz y calma y es fuente de mensajes para reorientar la nueva vida; nuevas ideas fluyen sin esfuerzo para darle un nuevo sentido.

Casi todas nuestras emociones durante el proceso de la enfermedad se basan en la acusación: alguien más es culpable. Si comprendemos que somos nosotros la causa de todo lo que nos pasa, eso cambia las circunstancias.

Tenemos tendencia a guardar rencor hacia los que nos

corrigen, nos reprenden, nos llevan la contraria, y resentimiento hacia quienes frustran nuestras expectativas, pero si la persona no tiene oposición ni enemigos permanecerá dormida encima de su fuerza latente.

La contrariedad, la represión… son amargas y detestables, pero constituyen el incentivo que nos llevará a un gran vacío que es bueno para nosotros, si entendemos que nos despierta.

La expresión de la ira es efímera, inútil y perjudicial. Por ley de causa y efecto nos retorna con sus consecuencias como si se tratase de un bumerang.

Ha llegado la hora de dejar de culpar a los demás (los padres, el destino…) por los errores cometidos contra nosotros y de asumir nuestra propia responsabilidad.

Tuve la suerte de tener un padre muy *yang* y una madre muy *yin*, que es lo mejor para dar carácter a los hijos.

Yin y *Yang* pertenecen a la filosofía oriental (de China, Japón…). Son dos fuerzas que están siempre juntas y en diferentes proporciones en todos los fenómenos de la vida. Como los fenómenos siempre cambian, porque todo se mueve constantemente, nos ayudará mucho entender estos dos conceptos para buscar siempre el equilibrio interno. La medicina alternativa (holística) nace en Oriente y tiene su raíz en la comprensión de esta filosofía con la terminología *Yin-Yang*.

Se han de unir muchos factores para que se desarrolle esta enfermedad:

1) El primero de ellos es que la persona afectada tiene un alto grado de sensibilidad respecto al medio que le rodea. Esta es una característica muy buena, porque le permite gozar con más intensidad de los cinco sentidos y por tanto de la vida. Pero las cosas malas se leen también rápidamente, como si se tratase de un libro abierto. En cualquier ambiente sabemos rápidamente si se respira bienestar o si hay algún conflicto. Miramos la cara de las personas y sabemos qué día tienen, etc. Captamos como esponjas todo lo que es malo de cada situación.

2) Somos personas a quienes nos gusta que todo el mundo esté bien, como si nuestra felicidad dependiera de los otros. Si alguien sufre, nuestra vida entra en conflicto y nos convertimos en Juana de Arco para intentar solucionar el problema, muchas veces sin que nos hayan pedido ayuda y complicándonos la vida innecesariamente, lo cual nos repercute en un desgaste de energía.

3) Otro factor muy importante es la infancia; el ambiente familiar y el de la escuela. Si los dos lugares son ambientes represivos se produce un terreno propicio para el desarrollo de la obediencia y la sumisión. Si no hay una reflexión lógica ni ninguna explicación por parte del adulto, se produce un crecimiento considerable de la incomprensión respecto a la ira. Y la ira reprimida se dirige hacia el inconsciente, ya que es evidente que el niño, por una cuestión de supervivencia, ha de mantener la ilusión de que los padres y los maestros son perfectos porque depende de ellos intelectual y emocionalmente.

4) Somos muy inseguras; buscamos y necesitamos la aprobación de los otros para reafirmarnos. Nos esforzamos mucho para ser queridas, para ser el centro de atención dentro de un grupo, para destacar. De esta manera nos convertimos en personas orgullosamente perfeccionistas, lo cual nos lleva a una carga de sufrimiento innecesario, ya que buscar la perfección es un trabajo siempre duro y fuertemente utópico.

5) La rigidez, en más o menos grado, es una particularidad común en las personas con esta enfermedad. Los patrones de comportamiento, los hábitos, la rutina, las creencias… Son bastante inamovibles, por no decir del todo.

6) Hay una gran capacidad de somatización de los conflictos. El cuerpo se convierte rápidamente en el espejo donde se van reflejando todos los problemas de la vida que nos se quieren afrontar y resolver. A cada contrariedad aparece un síntoma, que nunca se entiende como efecto de una causa. De esta manera van apareciendo más y más síntomas, sin ningún tipo de consciencia de este vínculo tan obvio entre causa

y efecto.

7) El entorno es muy importante en el desarrollo de la enfermedad. La vida de las personas con las características anteriores no tiene muchas dificultades si la atmósfera donde se mueven es plácida y amorosa, pero todos sabemos que la vida es una escuela de aprendizaje y tarde o temprano las dificultades se presentan una detrás de otra y el ambiente se enrarece rápidamente. Si el ambiente externo es muy exigente, y sobrepasa el nivel de la persona, se produce una tensión, un sobreesfuerzo desmesurado que dificulta la vida y que, a la larga, conlleva a sufrir enfermedades. Si además, la exigencia viene acompañada por descalificaciones ("tú no", "tú calla", "tú no lo sabes hacer", "no lo entiendes"…), la dificultad crece y la ira reprimida también.

8) Otro factor es la predisposición a la enfermedad. En mi caso yo era una niña que, exceptuando una bronconeumonía, no padecí ninguna enfermedad grave, pero siempre tenía pequeños problemas de salud que hicieron que mi familia me calificara como una niña 'pupas'. Creo que desde entonces empecé a somatizar las dificultades con las que me enfrentaba a la vida; mi estructura psicológica inició el proceso hacia la fibromialgia.

9) Tóxicos en el cuerpo. Es muy importante saber que la sociedad actual permite que lentamente nos vayamos envenenando con tóxicos. Las radiaciones electromagnéticas ambientales, las fluoraciones en las escuelas, las vacunas, las amalgamas dentales con mercurio, contaminantes derivados de la industria del petróleo en los productos de higiene corporal y de la casa, y la larga lista de sustancias químicas en los alimentos, hacen que incrementen toda clase de enfermedades en la que la fibromialgia, síndrome de fatiga crónica y la sensibilidad química múltiple son las que más ponen en evidencia que el hígado ya no puede más.

EL CUERPO COMO REFLEJO DE TU VIDA

Lo que no funciona en nuestro cuerpo es el reflejo de lo que no funciona en nuestra vida.

Cuando nuestro cuerpo físico tiene un problema, el alma te habla a través de la intuición y te pregunta: "¿Te encuentras bien?", o "¿no te encuentras bien?" Si no te encuentras bien pero sigues en la misma situación, el cuerpo reacciona creando un síntoma.

El cuerpo nos habla continuamente: tenemos que escucharlo y comprender los mensajes que nos envía. Nosotros creamos nuestra propia realidad; todo depende de lo que pensemos, de lo que sintamos, de lo que hagamos. Si el resultado obtenido de lo que he hecho hasta ahora es la fibromialgia y no deseo tenerla, he de dejar de hacer lo que he estado haciendo hasta ahora o cambiar la manera de hacer las cosas.

Si tu situación en la vida es de malestar, lo que debes hacer es cambiar y los síntomas irán desapareciendo. Cuanto mejor estés en tu vida, mejor estarás contigo mismo y tendrás más salud.

Este cambio puede ser radical, en los hechos, o puede ser un cambio de percepción que tú tienes de la realidad. Es muy importante saber que la causa no está en tu contexto exterior ni en ninguna persona. Delante de un síntoma nos hemos de preguntar: ¿Qué significa la enfermedad para mí? ¿Qué me impide hacer? Par mí significó una parada casi total de la vida, para poderme hacer preguntas y reflexiones, hasta llegar a la comprensión. Había sido tan terca que, si no llega a ser por la enfermedad, todavía viviría una vida completamente horizontal, es decir, que no habría hecho ningún tipo de evolución espiritual.

El proceso es el siguiente: todo empieza con un malestar anímico (estrés), la energía se desequilibra, deja el camino para que actúe la ley de causa y efecto, y se manifiesta en forma de enfermedad. Si la alarma ya hace tiempo que dura, la enfermedad es más grave.

EL OTRO COMO ESPEJO

Todas las personas que tenemos cerca son nuestros

maestros, aunque resulte difícil de aceptar. Familia, amigos, colaboradores en el trabajo…

Los consejos que nosotros les damos son también para nosotros.

Lo que nos molesta de ellos –los defectos- también están dentro nuestro, en nuestro inconsciente. Constituyen nuestra parte oscura; no lo vemos pero están. Así que hemos de tener cuidado cuando juzgamos a los demás.

Lo que admiramos de los demás, es lo que nos falta.

Siempre estás con las personas que necesitas para aprender alguna cosa sobre ti mismo.

RESISTENCIAS PARA EL CAMBIO

Ponemos resistencias al cambio: "ahora no puedo", "tengo demasiado trabajo", "más adelante ya lo haré", "soy demasiado mayor", "estoy demasiado delgada", "el médico me ha dicho que no deje la medicación", "no creo que esto funcione", "es un problema que no tiene solución", o "no tengo suficiente dinero", "no estoy preparada"…

La resistencia más grande es el miedo.

Si estás bien en una situación, vívela.

Si estás mal, hay dos opciones:

1) Cambia la situación.
2) Cambia la percepción de la situación.

HACIA LA SANACIÓN

Es mejor ver la fibromialgia no como una enfermedad crónica, como nos han dicho y muchos han creído –"¡LO HA DICHO EL MÉDICO!"-, sino como una situación temporal de desequilibrio que se sitúa en el pasado y en el presente y que cambia la realidad hacia un giro positivo: TIENE SOLUCIÓN; si otros han podido, yo también.

El pasado ha generado la culpabilidad y el resentimiento. La parte positiva del pasado es que te ha dejado una experiencia. Para limpiar las memorias tóxicas del pasado tenemos un regalo, de las tradiciones místicas ancestrales de Hawaii, llamado Ho'Oponopono (http://www.alternativamexico.com/Hooponopono.pdf)

En el futuro se proyectan el miedo y la inseguridad.

Es mejor ocuparse que preocuparse.

Vive el presente. Presente significa regalo, obsequio.

A continuación, un ejemplo de programación del inconsciente para renunciar a los viejos patrones y aceptar nuevas formas de vida más sanas, alegres y prósperas:

1) Libero todo el dolor del pasado y doy la bienvenida a la salud, la alegría y la prosperidad.

2) Termino lo que ha de ser terminado y así hago posible un nuevo inicio.

3) Todo puede ser sanado para siempre.

GRATITUD

Cuando los síntomas han desaparecido comprendes por qué han ido surgiendo y es importante agradecerlo, porque el agradecimiento nos hace evolucionar.

CUERPO Y MENTE

1) Tu cuerpo te dirá lo que necesita y cuándo lo necesita. Olvídate del hábito que no se adecúa a las necesidades del cuerpo (comer más tarde, ir a dormir a diferente hora…)

2) Centra la atención en partes del cuerpo que expresan molestia, pues el cuerpo envía energía curativa donde se fija la atención, trabajando con la visualización.

3) Activación de la voluntad. El sistema cuerpo-mente está preparado para satisfacer directa y espontáneamente todas las necesidades. Nuestros pensamientos son más poderosos de lo que creemos.

Las molestias que el cuerpo manifiesta como dolor, entumecimiento, espasmos, inflexibilidad, contracturas…son nudos que se pueden deshacer con técnicas de relajación y liberación. El cuerpo, como un ser independiente y autoconsciente, quiere atención y ser reconfortado. Aprende a escucharlo y reconocerlo.

MEDICAMENTOS

Si tomas medicamentos diluyes los síntomas y pones una barrera para no ver la realidad. Si es posible, es mejor dejar la medicación lentamente. Cada vez que aparece un síntoma, antes de medicarte, hazte la pregunta: ¿mi vida va bien? Si no va bien, CÁMBIALA. También pregúntate: ¿Qué he hecho? ¿Qué he comido?

Antes de aparecer la enfermedad, el organismo da muchos avisos. Yo no fui consciente de esas señales y, por pura ignorancia, tomé medicación a cada síntoma que aparecía. Ahora he comprendido el porqué del rigor en mi caso: ocultaba la realidad con la medicación.

2
FIBROMIALGIA

La palabra fibromialgia procede de unir la palabra latina *fibra*, que significa 'fibra' o 'fibroso', con las griegas *mys* y *algos*, que significan 'músculo' y 'dolor', respectivamente.

La fibromialgia es una enfermedad que plantea una problemática muy difícil de resolver por la medicina: no conoce con exactitud la causa, no se puede confirmar con los análisis de laboratorio y no sabe curarla; la considera una enfermedad crónica. Se diagnostica cuando hay dolor en los dos lados del cuerpo, por encima y por debajo de la cintura, y cuando, como mínimo, once de los dieciocho puntos sensibles de nuestro cuerpo presentan dolor.

Yo tenía dolor en más de dieciocho puntos; creo que puedo decir que el dolor se había instalado en toda mi musculatura y también en muchas articulaciones. Si alguien me saludaba cogiéndome por el brazo o dándome la mano con un poco de fuerza, mi reacción era un grito, con el susto correspondiente que producía a la persona, que no entendía mi reacción.

Mi diagnóstico de fibromialgia es muy curioso. Fue al final del verano del año 2000 cuando, por un problema de salud de mi hijo, consulté con un nefrólogo, primo de mi marido, para que me diese su opinión. Después le expliqué que yo tenía dolor muscular por todas partes y que, exceptuando los codos y los tobillos, en las articulaciones también tenía dolor. Él me dijo: "¿Tal vez sea una enfermedad que se llama 'fibromialgia'?" Pedí hora con el director de Reumatología del Hospital de Sant Pau, de Barcelona, y efectivamente, aquel médico me dijo que la causa de todo lo que me pasaba era la fibromialgia. Así de fácil y así de rápido, comparado con otros enfermos que pasan mucho tiempo antes de ser diagnosticados.

ORIGEN

Hace 150 años que la fibromialgia apareció en la literatura científica, pero la investigación no empezó hasta finales del año 1980. Su causa se consideraba un misterio. Hasta no hace mucho, la mayoría de médicos no creían en su existencia; decían que era una enfermedad "de cajón de sastre" y la consideraban como una especie de dolencia neurótica de pacientes histéricos, pues la mayoría de las personas que padecen esta enfermedad son mujeres.

Al principio, hacia el año 1985, su nombre era *fibrositis*, que significa "inflamación de los músculos". Un nombre no correcto, porque en la fibromialgia no hay inflamación, sino contracción muscular. Es la enfermedad reumática con más afectados; un 30% del total en Occidente.

El dolor empieza lentamente en algún lugar del cuerpo, principalmente en la espalda. En mi caso empezó por la zona superior, por las cervicales, y yo solamente tenía once años. Recuerdo el dolor producido por el peso del abrigo del uniforme del colegio y por el peso de la cartera. Había algunos ejercicios de gimnasia que me producían dolor en la musculatura de esa zona. Me quejaba pero la profesora no me hacía caso. En aquella época el dolor desaparecía rápidamente. Después durante la juventud, cuando estudiaba arquitectura, tenía que tumbarme diez minutos hasta que el dolor se reducía un poco y, después, entre los 30 y los 40 años, puntualmente, empecé a necesitar medicación para poder superarlo; primero pastillas, después inyecciones. Antes de cumplir los 40 años, las dorsales y las lumbares empezaron a hacerme sufrir después de algún partido de tenis; y hacia los 50 años, fueron las lumbares, la cadera izquierda y el sacrocoxígeo los que me produjeron el dolor más horroroso y más largo y lo que me produjo más rigidez.

Un día que cogí del suelo una bolsa de plástico con un medicamento que acababa de comprar en la farmacia oí un ruido en la pelvis, como si se hubiese roto, que me dejó paralizada. No pude mover las piernas en tres días y el dolor se instaló en el sacrocoxígeo durante 3 años. No podía estar sentada más de diez minutos seguidos porque el dolor era punzante como una espina clavada.

SÍNTOMAS QUE ACOMPAÑAN AL DOLOR DE LA FIBROMIALGIA

Insomnio. En mi caso empecé a padecer insomnio a los 38 años y, después de dos años sin resolver el problema, empecé a medicarme, hasta que a los 57 años se solucionó. Este síntoma produce una sensación de agotamiento muy grande y también de que cuando te levantas estás más cansado que cuando te acuestas.

Dolor de cabeza. Ahora he entendido que este síntoma va muy relacionado con los problemas del aparato digestivo, ya que cuando los resolví desaparecieron. El dolor de cabeza fue una constante en todo mi proceso, normalmente me despertaba por la mañana con este síntoma y fotofobia (dolor en los ojos, producido por la luz del sol).

Síndrome del colon irritable. No entiendo cómo la medicina puede decir que no tiene solución, que no se cura. Visité dos digestólogos y me dijeron: "Es crónico". Ahora puedo decir que la solución está en la alimentación macrobiótica, ya que, después de dos semanas de comer lo más adecuado, desaparecieron todos mis problemas digestivos, que llevaba arrastrando desde los 30 años, de una manera evidente y desde la infancia, puntualmente.

Menstruación dolorosa. Mis menstruaciones, siempre, sin excepción, fueron dolorosas y siempre me mediqué. Ahora ya no tengo este problema porque estoy en la menopausia, pero creo que, en caso de continuar padeciendo dolores menstruales, también encontraría la solución sin medicación.

Mala circulación de las extremidades. La mayoría de enfermos tienen las manos y los pies fríos a causa de problemas circulatorios, además de insuficiencia venosa. También experimentamos hormigueo en los brazos, piernas, manos y pies. En mi caso no noté inflamación en manos y pies, pero en un tanto por ciento elevado de casos esto es una realidad. Ahora sé que el hígado está íntimamente relacionado con la fibromialgia: controla, entre otras cosas, los conductos como los de las venas y arterias, por eso tenía mala circulación.

Síndrome de piernas inquietas. Este síndrome está relacionado con la alteración del sistema nervioso. Es muy desagradable porque no lo puedes controlar; tienes que estar muy consciente para evitarlo.

Síndrome de la vejiga irritable. Tienes una necesidad muy frecuente de orinar, y después te das cuenta de que no había urgencia.

Dolor en la articulación temporomaxilar. No sólo duermes poco sino que, cuando duermes, descansas mal, ya que aprietas la boca y en mi caso también las manos. Creo que se debe a la tensión tan alta que se sufre.

Dificultades cognitivas. Es frecuente el problema de falta de memoria inmediata y de dificultades de concentración. La cabeza es como una nebulosa. Es triste no recordar dónde colocas las cosas necesarias como las llaves, gafas… Es como si envejecieras de golpe.

Depresión. La depresión se instaló en mí cuando un día, al cabo de dos años del diagnóstico, tuve que permanecer en cama 3 días, ya que no podía caminar y las perspectivas de mejorar eran muy reducidas. También me sentí deprimida en otros momentos de dolor insoportable. Pero la verdad es que nunca perdí del todo la esperanza de que un día todos los síntomas desaparecieran. La depresión fue siempre puntual en mi proceso.

Ansiedad. Esta inquietud emocional suele ser consecuencia directa del sufrimiento causado por el dolor, ya que, cuando el dolor desciende, la ansiedad también lo hace. A mí la ansiedad se me instaló y me hizo sufrir mucho, ya que sentía una opresión muy fuerte en el cuello (como si me estrangularan), en el pecho (como si fuera una angina de pecho), o en el estómago. Recuerdo que cada mañana me despertaba con taquicardia y que durante el día tenía extrasístoles. En conjunto todo 'muy divertido'. Ahora sé que la ansiedad también aparece cuando hay un nivel alto de auto exigencia.

Falta de fuerza muscular. De repente desaparece la fuerza; no puedes levantar nada del suelo sin que te invada el miedo a una contractura. El peso se hace insoportable por el dolor que causa. No puedes abrir una botella (mi estrategia consistió en utilizar un cascanueces). Tienes los músculos agotados; ya no tienes tono muscular. Las manos ya no tienen fuerza.

Sequedad de ojos y boca. Este síntoma en mi caso sólo

estuvo presente durante el tratamiento con antidepresivos. Pero es una constante en muchos enfermos de fibromialgia.

DIAGNÓSTICO

En fibromialgia no hay lesiones ni males fácilmente comprobables en el cuerpo físico. Tampoco se puede medir el dolor anímico. El médico ha de basar el diagnóstico en su juicio y estimación; normalmente se basa en unos puntos concretos de dolor y en la sintomatología que acompaña a estos dolores.

Los médicos no encuentran ninguna alteración bioquímica en los enfermos de fibromialgia. No encuentran en el cuerpo físico ninguna prueba para diagnosticar esta enfermedad. ¿Por qué? Porque es una enfermedad causada por la falta de control de la energía; es, por tanto, una enfermedad energética: La energía se bloquea en nuestro cuerpo emocional. En medicina holística se considera que la energía, la que mueve o alimenta el cuerpo físico, está contenida en el cuerpo etérico. Si bien la ciencia aún no la ha reconocido, se sabe por tradición de la existencia no sólo del cuerpo etérico sino también del cuerpo emocional y del cuerpo mental. Tradicionalmente, el cuerpo físico, etérico, emocional y mental están interrelacionados. Cuando no hay armonía entre los cuerpos se produce un desequilibrio, que, cuando se hace crónico, desemboca en aquello que llamamos 'enfermedad'. Estos cuatro cuerpos son los que sostienen la vida: en el cuerpo mental se procesan los pensamientos, en el cuerpo emocional las emociones, en el cuerpo etérico la energía vital, y en el cuerpo físico se cristaliza la energía a través de las acciones.

¿POR QUÉ SOMOS TAN FRÁGILES?

A causa del desequilibro energético de los diferentes cuerpos. En la medicina oriental se conoce esta energía como dos fuerzas, que se llaman *Yin* y *Yang*. La medicina oriental reconoce en el cuerpo etérico la existencia de canales o meridianos por donde transcurre la energía, que están interrelacionados con el cuerpo físico a través de puntos. Estos puntos se trabajan para requilibrar las energías con diferentes métodos: acupuntura (agujas), digitopuntura (shiatsu), mokshas (calor), Jin Shin Jyutsu (curación y autocuración), etc.

YIN-YANG Y LA FIBROMIALGIA

La creación está sometida al orden del Universo, donde hay dos fuerzas antagónicas y complementarias llamadas *Yin* y *Yang*. No existe nada que esté fuera de esas dos polaridades. El desequilibrio armónico de estas dos fuerzas da lugar a la manifestación de la vida. No hay nada que sea completamente *Yin*, ni nada completamente *Yang*, sino que se interrelacionan constantemente, dando lugar a la cristalización de la energía, es decir a la creación y a la vida. Dichas fuerzas están sometidas a unas leyes muy complejas; cuando no se cumplen, dan lugar a la enfermedad. Para una mejor comprensión de la actividad de estas dos fuerzas, expongo una lista, desde el punto de vista de la filosofía macrobiótica, que tiene algunas variaciones respecto a la Medicina Tradicional China.

	Yin	*Yang*
Tendencia	Expansión	Contracción
Posición	Exterior	Interior
Estructura	Espacio	Tiempo
Dirección	Ascendente y vertical	Descendente y horizontal
Color	Violeta (extremo *Yin*)	Rojo (extremo *Yang*)
Temperatura	Fría	Caliente
Peso	Ligero	Pesado
Elemento	Agua	Fuego
Átomo	Electrón	Protón
Vida	Vegetal	Animal

Vegetal	Verduras	Cereales
Nervios	Parasimpático	Simpático
Movimientos	Lentos	Rápidos
Sabores	Dulce, agrio, picante, ácido	Salado, amargo
Vitaminas	C, B12, PP, B1, B6	D, K, E, A
Clima	Frío	Tropical
Estación	Invierno	Verano
Sexo	Femenino	Masculino
Fuerza	Fuerza centrífuga	Fuerza centrípeta
Luz	Oscuridad	Luminosidad
Humedad	Más húmedo	Más seco
Densidad	Más fluida	Más espesa
Medida	Más grande	Más pequeña
Forma	Alargada	Redonda
Textura	Más blanda	Más dura
Estructura orgánica	Más superficial y expansiva	Más compacta y condensada
Actitud, emoción	Negativa, defensiva	Positiva, agresiva
Trabajo	Psicológico y mental	Físico y social
Función mental	Futuro	Pasado
Cultura	Espiritual	Materialista
Consciencia	Universal	Específica

El *Yin* y el *Yang* se representan con dos triángulos: el *Yin* con un triángulo con el vértice hacia la tierra (triángulo de agua); el *Yang* con un triángulo con el vértice hacia el cielo (triángulo de fuego).

En el aspecto femenino (tierra) predomina el *Yin*, y en el masculino (cielo), el *Yang*; son la materia y el espíritu. En su unión está representada la estrella de Salomón, con seis puntas (positivo/*Yang*), y seis entradas (negativo/*Yin*); es decir, masculino y femenino, que unidos representan el microcosmos respecto al macrocosmos. Según la Ley Universal:

"Como es arriba es abajo."

Para facilitar la comprensión de las leyes que nos gobiernan a partir de estas dos fuerzas, pongamos algunos ejemplos:

- *Yang* atrae *Yin* o al revés, como el aspecto masculino atrae al femenino o al revés.
- *Yang* repele *Yang* o *Yin* repele *Yin*.

En su extremo:
- *Yin* produce *Yang*
- *Yang* produce *Yin*

A un esfuerzo *Yang* (actividad) le sigue el *Yin* (reposo), o al revés.

La fibromialgia, como todas las enfermedades, se debe al desconocimiento y a la trasgresión de las leyes universales. La ignorancia de estas leyes naturales representa el 60-70% de las causas; el resto de factores causales son la genética y la ley de recurrencia. En el reequilibrio y el conocimiento de las fuerzas *Yin* y *Yang* podemos recuperar la salud. Hemos de buscar la armonía perdida entre ambas y llevar los actos de nuestra vida a pensar, sentir y actuar de una manera unificada. La tendencia natural es pensar una cosa, sentir otra y hacer otra. La fibromialgia es el resultado de esta contradicción permanente en nuestro interior.

¿QUÉ ES LA FIBROMIALGIA?

La fibromialgia es un bloqueo de la energía *Yang* del

elemento madera (hígado y vesícula biliar) que se produce por no llevar a término aquello que previamente se ha pensado. La fibromialgia, desde el punto de vista del *Yin* y del *Yang*, es un exceso de *Yang*, y, por su intertransformación, se convierte en su extremo (*Yin*), cosa que provoca la parálisis de las funciones musculares.

En la práctica, el proceso es muy sencillo: cuando una persona recibe una impresión a través de los cinco sentidos, esta se asocia a los arquetipos e imágenes mentales, y produce una reacción en su mente que se traduce en pensamientos. Estos pensamientos (cuerpo mental) inmediatamente mueven emociones (cuerpo emocional). Las emociones generan una actitud (tensión muscular), y la postura corporal una acción (cuerpo físico).

La reacción que provoca la impresión en el cuerpo mental pocas veces puede ser controlada. Cuando, siguiendo su proceso natural, llega al cuerpo emocional, provoca las emociones. Estas emociones en seguida generan una postura corporal, que a su vez provoca una tensión. Podemos reprimir la acción, pero no podemos liberar la energía acumulada en la musculatura. De manera que la tensión *Yang*, al ser reprimida una y otra vez, se almacena, convirtiéndose en *Yin* porque llega a su extremo, y entonces provoca la inmovilización.

Todo esto se produce en segundos; casi de manera simultánea. A causa de la rapidez y la constante repetición de estas situaciones, no somos conscientes hasta que aparecen los síntomas de dolor, tensión y contracción. El constante desgaste de la energía *Yang*, por la infinita repetición a lo largo de los años, consume grandes cantidades de esta energía, y el exceso de consumo de esta energía *Yang* deriva hacia otra enfermedad, el síndrome de fatiga crónica.

Todo esto es de una complejidad extrema, muy difícil de prevenir. Si el enfermo no tiene información y no comprende las causas de su enfermedad, nunca podrá curarse, porque con el tiempo la sintomatología se transforma en una condición que asume como natural, y ya no sabe que puede vivir de otra manera. Podríamos sintetizar todo el proceso en una simple frase, que, si bien es muy difícil de cumplir, define con exactitud cómo tenemos que cambiar nuestra actitud: eso que piensas, hazlo; si no, no lo pienses.

Resumiendo: Los enfermos de fibromialgia y del síndrome de fatiga crónica tienen la tendencia, por diversas causas, a no cristalizar con acciones concretas o con palabras aquello que previamente han pensado que harían o dirían. Podríamos decir que lo reprimen en principio, acumulando gran cantidad de energía en forma de tensiones corporales de todo tipo, que derivan en una gran cantidad de síntomas. Dicho de otra manera, consumen grandes cantidades de energía, que se pierde antes de ser exteriorizada a través de la palabra o de acciones concretas. Como la energía ni se crea ni se destruye, es acumulada en el cuerpo, y esta acumulación de energía, fuera de sus canales habituales, se transforma en eso que la Medicina Tradicional China llama 'energía perversa'. Es una expresión muy adecuada, con la que seguro que estarán de acuerdo todos los afectados por esta enfermedad y otras enfermedades.

Por tanto, un exceso de *Yang* (tensión) se convierte en *Yin* y el cuerpo se queda paralizado. La reacción inmediata de muchas personas con fibromialgia es aplicarse calor (*Yang*) a través de la radiación eléctrica (con una esterilla eléctrica). Pero este tipo de calor, si bien al principio te da la sensación de producir mejoría, crea, a causa del campo electromagnético, micro contracciones fibrosas. Entonces, cuando la zona se enfría, aumenta el dolor. La mejor fuente de calor para estos casos es la aplicación de agua caliente (bañera, ducha, compresas, bolsa, etc).

En ningún caso son recomendables los masajes musculares, porque provocan una reacción de calor a causa de la presión de las manos; tampoco son recomendables los estiramientos. Las dos cosas hacen que aumente el dolor. Las técnicas más adecuadas las encontramos en las medicinas holísticas, especialmente el shiatsu, la acupuntura y terapias afines (reflexología podal, auriculoterapia, etc.).

¿POR QUÉ SE PRODUCE LA FIBROMIALGIA?

Es un cúmulo de circunstancias que a la larga coinciden en un punto; la palabra clave que define este punto es 'represión'. Puede tener muchas causas. La característica principal de la persona que padece fibromialgia es la búsqueda permanente de la valoración personal a través de la opinión de los demás. Busca la reafirmación personal haciendo aquello que los demás esperan de ella sin tener en cuenta su propia voluntad, por lo que reprime sus opiniones o acciones, las cuales sacrifica a cambio de sentirse amada, valorada y con el respaldo del entorno. Detrás de todo esto hay un orgullo que busca siempre dar una imagen adecuada a la valoración que tiene de sí mismo. Cuando no lo consigue, que ocurre en la mayoría de las veces, el individuo cae en el otro extremo y se expresa a través de la falta de autoestima y del menosprecio personal por no haber conseguido que el otro le confirme la opinión que tiene de sí mismo.

Todo este proceso va siempre acompañado de una ira contenida que, al no poder ser expresada y transferida hacia los demás, es reprimida, y, como consecuencia, se produce una autoagresión, traducida en sufrimiento y miedo al no poder estar a la altura de las circunstancias.

Todo esto no es más que la descripción de los mecanismos más sencillos, ya que intervienen muchas deformaciones psíquicas que, en definitiva, configuran aquello que llamamos el conjunto de defectos psicológicos. Tardaríamos mucho tiempo en definirlos a todos, pues la intervención de estos es, en definitiva, la causa, no solamente de la fibromialgia, sino de todas las enfermedades que padece el ser humano.

Es evidente que solo a través del autoconocimiento y la comprensión podemos eliminar la causa del sufrimiento y del dolor que padece la humanidad. En definitiva, son nuestras deformaciones psíquicas, en sus infinitas manifestaciones, quien produce las enfermedades a través de los cuatro cuerpos: mental, emocional, etérico o energético y físico.

¿CUÁL ES EL TERRENO PARA QUE SE PRODUZCA LA ENFERMEDAD?

Generalmente la fibromialgia se gesta ya en el vientre de la madre, sobre todo si son hijos no deseados. El niño, desde su nacimiento, vive la autoridad de los otros como una represión a su actividad natural. Siente que las personas que le rodean son dictadores. A medida que se hace mayor, aumentan las obligaciones por parte del padre, la madre, los maestros, los hermanos, etc. Cuando quiere expresar su opinión se reprime, temeroso de las consecuencias. Así empieza a hacer la voluntad de los otros, o sea, dice aquello que los otros quieren oír y hace aquello que los otros quieren que haga. Si alguna vez hace su voluntad, en contra de la voluntad de los otros, vive un gran sentimiento de culpa. Y a nivel inconsciente genera un autocastigo, con sufrimientos y dolores para expiar esa culpa. Entiende la felicidad como ausencia de sufrimiento, o sea que es feliz por defecto.

Desde mi punto de vista, la fibromialgia es producto de un planteamiento de vida equivocado. Hemos venido a este mundo para vivir nuestra vida y evolucionar con ella; no a vivir la vida que los otros esperan de nosotros.

¿POR QUÉ HAY MÁS MUJERES QUE HOMBRES CON FIBROMIALGIA?

La fibromialgia es la enfermedad de las emociones contenidas, no expresadas y la mujer tiene la particularidad de ser más emocional que mental y más práctica. Sus bloqueos de energía se manifiestan más en su cuerpo emocional. Por el contrario, el hombre es más mental que emocional y más teórico; por tanto, él no sufre en el terreno emocional tanto como la mujer. Por otra parte, el factor que posibilita la aparición de la fibromialgia es la represión, y no hay duda que en nuestra sociedad la mujer, de una forma sutil, ya desde la niñez, está más sometida a la represión que el hombre.

¿CÓMO AFRONTAR LA ENFERMEDAD?

Hemos de hacer un cambio de vida, que es un cambio de objetivo. Un cambio tan completo que crea una nueva persona.

A través de un cambio interno se puede lograr. Analizando las causas y no esperando que los otros nos curen, porque esto es imposible.

Los terapeutas nos pueden dar las herramientas para los

cambios de actitud y para los cambios internos, pero somos nosotros quienes lo hemos de realizar.

Lo más importante es el trabajo sobre nosotros mismos. Trabajar las causas originales, que son la ira y la soberbia; también la autoimportancia personal, la pretensión de mostrar una imagen, la búsqueda de la aprobación de los otros. La persona con fibromialgia se siente constantemente humillada, reprimida; en definitiva, víctima.

Tú quieres que los otros te vean en función de lo que tú crees que eres y, cuando hay alguien que no te ve en función de lo que tú crees, te crea una tensión tremenda y te genera una ira que reprimes. Hay personas que tienen esta influencia sobre ti; unas más que otras, pero siempre son personas de tu entorno familiar, amigos, gente del trabajo…

Cuando llegas a aceptar la opinión de los demás sin que represente ninguna reacción de ira o de cualquier tipo es cuando el proceso de la fibromialgia ha llegado a su final, ya que descubres que aquello que me pasaba a mí no era culpa de los otros. Era yo quien me había reprimido y humillado; era yo quien de alguna manera había condicionado mi estructura psicológica y tenía como elementos de liberación mi propia humillación y mi propia represión.

TRAUMATISMOS

Uno de los factores que ayudan a la aparición de la fibromialgia son los traumatismos, como por ejemplo los accidentes, las caídas…, ya que generan en el cuerpo una contracción muscular generalizada. Aumenta el *Yang* y se produce tensión a raíz de disminuir el *Yin*, como en el caso de la enfermedad que estudiamos.

Si nos basamos en esta hipótesis, podría decir que en mi caso se cumple, ya que desde muy pequeña –tenía casi dos años- fui atropellada por un chico que iba en bicicleta.

Cuando tenía seis años, estrenando unas botas de lluvia, caí rodando por todos los peldaños de una escalera de caracol (3 metros) sin parar hasta llegar a la planta baja. Recuerdo que el dolor en la cabeza fue lo peor. Por suerte sólo me rompí una clavícula; la otra clavícula ya me la había roto, cuando tenía un año, al empezar a caminar. A los 18 años (año 1965), cuando estudiaba primero de arquitectura, asistí a una manifestación de las *reivindicativas* (*"llibertat, amnistía i estatut d'autonomia"*...). Los 'grises'(policía) me acorralaron en la entrada del cine Comedia (Gran Vía –Paseo de Gracia) y con la porra me golpearon toda la espalda y el muslo izquierdo; eso me produjo mucho dolor y un hematoma en la pierna que me duró más de seis meses. Sucedió el 27 de Abril (día de la Virgen de Montserrat) y en agosto, en la playa, la gente me preguntaba qué me había ocurrido.

A los 40 años me rompí el menisco y a los 45 el tobillo, y me he caído al suelo muchas veces.

LA ENFERMEDAD

Nuestra medicina intenta destruir, atacar, extirpar...hacer desaparecer todos los síntomas de la fibromialgia, porque no puede curarla. En mi caso me propusieron sacarme un hueso del dedo pulgar de la mano, extirpar el coxis y también practicarme una rizólisis para quemar la cabeza de los nervios que más me dolían.

Llegué a tomar calmantes tan fuertes que me daban la sensación de que me iba hacia el techo flotando. A cada síntoma un tratamiento. Por ejemplo, la ansiedad que tenía era muy fuerte; sentía una opresión en el cuello como si alguien intentara estrangularme. Le puse el nombre de la película: *El estrangulador de Boston.* También sentía una opresión en el pecho que me apareció un día después del café y ya no me abandonó. Me dieron una pastilla para tapar estas dos sensaciones; un ansiolítico que me dejó completamente anulada: ya no era yo, era otra persona; era una máquina que iba por el mundo sin sentir, sin importarle nada, como si me hubiesen encapsulado. Esto era muy triste, y decidí, al cabo de dos semanas, que aquella pastilla no era la solución (más adelante las Flores de Bach acabaron con mi ansiedad).

No saben curar la enfermedad porque no consideran al enfermo como el creador de su propia enfermedad.

Cuando la persona enferma de fibromialgia comprende que, entre otras cosas, el origen de su enfermedad está en la búsqueda de la aprobación y en la de atención y aprecio, puede iniciar un proceso de revalorización de sí misma. Este proceso le llevará a la autoestima y no tendrá la necesidad de buscarla fuera de ella; así podrá comenzar a restablecer la salud, su paz y su libertad.

Desde el punto de vista de Georges Ohsawa, fundador de la macrobiótica, la solución es bien sencilla: se trata de "meditar y ayunar". Meditar reconsiderando quien somos; ayunar para descargar el hígado y limpiar todo el organismo. Con el ayuno combatimos el exceso de proteínas; este exceso aumenta la acidez extracelular y produce una contracción general en todo el organismo.

La enfermedad es siempre una alarma útil y beneficiosa que nos avisa y nos lleva al presente. Yo ahora agradezco haber pasado por esta prueba tan dolorosa, porque me ha sido posible evolucionar a través de esta experiencia.

La ley universal de la recurrencia nos dice que no podemos culpar a los demás. Vivimos situaciones que nos parecen injustas; también vivimos situaciones beneficiosas. Todo lo que nos ocurre es repetición de algo ya vivido y no comprendido. El conocimiento nos elimina el sufrimiento y el dolor a través de la comprensión. Leer libros, conectarse a internet, ir a conferencias… no solucionará la fibromialgia u otras enfermedades, porque toda esta información es mental, y la puerta que nos libera es el corazón: es necesario aprender a amar.

Primero es necesario amarse a uno mismo; no egoístamente, sino buscando la vía de la liberación, que es respetándose. Hemos de conducir bien nuestras energías. No hemos de identificarnos con el sufrimiento y el dolor, porque esto no nos hace mejores; nos hace peores. Hemos de hacer un viaje hacia el interior; es decir, desde el exterior hacia el interior.

Toda enfermedad es el resultado de un conflicto interno. Cuando se manifiesta a través de los síntomas, el cuerpo busca el reequilibrio o la curación. A esto se le llama 'enfermedad', pero en realidad el cuerpo busca solución desde la resistencia para transformar las causas profundas del problema. La propia naturaleza posee una capacidad y una inteligencia autocurativa. Cuando nos hacemos conscientes de las razones psicológicas del problema, potenciamos esta capacidad y ayudamos a nuestro cuerpo a restablecer el equilibrio perdido.

En el periódico *La Vanguardia* (marzo de 2006) se dice que los enfermos de fibromialgia y del síndrome de fatiga crónica han de soportan una lista de espera que va desde los 18 meses hasta los tres años en los únicos hospitales que se encargan de esta enfermedad en Barcelona, el de la Vall d'Hebrón y el Clínic. Si se une el déficit de la asistencia médica con el desconocimiento de la fibromialgia, nos lleva a la conclusión de que los afectados están recibiendo una falta de atención total. La realidad en Barcelona es similar al resto del Estado.

En el mes de Abril de 2006, según el periódico *La Vanguardia*, había en España 1.500.000 personas con fibromialgia. Es una epidemia que aumenta cada día, que afecta mucho más a mujeres (el 90% o más son mujeres). Es una enfermedad desconocida y cuando se conoce se ignora, pero pronto será un gran problema por las bajas y por los enfermos que dejarán de cotizar antes de la jubilación por invalidez.

Cuando te diagnostican que tienes fibromialgia y que es una enfermedad crónica, todo se derrumba. Te dicen que es una enfermedad nueva y que no se sabe mucho al respecto. Se desconocen las causas; hay diferentes teorías, pero ninguna cierta. Cuando la medicina desconoce una enfermedad, la considera incurable.

A partir de este momento tienes dos opciones:

1) La de creer que es crónica y conformarte con lo que te dicen.

2) Buscar la solución por tu cuenta.

Mi primera reacción fue que yo encontraría al médico que me podría curar. El hecho de estar en una familia de médicos hacía que tuviera fe en la medicina; sabía que existían casos incurables que dejaban de serlo. Pero la búsqueda de este médico se hizo interminable, y entré en una espiral de tratamientos cada vez más fuertes: pastillas para el dolor, pastillas para dormir, ansiolíticos, antidepresivos... Es decir, que se trata de morir en vida y convertirse en una inválida, porque este proceso va degenerando tu cuerpo y cada vez estás peor. Después de algunas visitas a Urgencias, un día me vino de repente la idea de que la medicina holística podía solucionar mi problema. Se llama 'holística' porque establece la unión del cuerpo físico con la parte psico-emocional y espiritual. Recordé que mi hermana, que ya había muerto por un derrame cerebral, no llegó a tiempo de probar esta otra medicina, ya que una semana después de su fallecimiento tenía hora con un médico homeópata. Ella no había llegado a tiempo, pero yo ahora tenía esta gran oportunidad delante de mí, que no podía desaprovechar. Era como si cerrara una puerta para abrir otra muy esperanzadora para mí.

La medicina holística me dio la respuesta: mi cuerpo se estaba expresando a través de una enfermedad. Mi cuerpo era una parte de mí, la parte con la que yo veía y sentía, pero también había una parte psico-emocional y una espiritual. Entendí que cuerpo, mente y espíritu formaban una totalidad, y que no podemos curar el dolor del cuerpo si no curamos primero el del alma. La crisis por la que estaba pasando me daba la oportunidad de establecer un proceso de reorganización de mi vida. Si vivimos la vida que gusta a los demás estamos sometidos a su voluntad, no vivimos nuestra vida; vivimos una vida horizontal y por tanto no evolucionamos. Es una vida perdida, desaprovechada, sin sentido y sin esperanza de mejorar. Ahora doy gracias a la fibromialgia porque ha hecho posible el cambio en mí. He aprendido muchas cosas. Ha sido una gran maestra: he descubierto la libertad.

Los enfermos de fibromialgia interactúan con el mundo de una forma equivocada; necesitamos cambiar nuestra estructura psicológica para solucionar el conflicto.

Es bueno abrir la mente con nuevos conceptos y abrir el corazón, que es lo más importante para sanarse.

También he descubierto que la felicidad está en nuestro interior; no es necesario que nos la den los demás. Y he descubierto el profundo sentimiento de gratitud que surge después de superar la fibromialgia. Ahora intento integrarlo dentro de la consciencia para que se produzca en mí un crecimiento espiritual.

TRATAMIENTO DE LA ENFERMEAD DENTRO DE LA MEDICINA HOLÍSTICA

La medicina holística, también conocida como medicina alternativa o integral, amplía la visión del ser humano más allá del cuerpo físico, el cual es indisociable de la parte mental, emocional, energética y espiritual. Todos estos componentes constituyen, unitariamente, la persona.

La terapia holística implica este proceso de cambio:

- Dejar lentamente la medicación.
- Sustituir los medicamentos alopáticos por los naturales.
- Tomar sólo medicamentos naturales.
- Y, finalmente, que la alimentación sea la medicina.

El proceso de cambio de la medicina alopática a la medicina holística fue muy lento, ya que tomaba mucha medicación. Cuando empecé esta nueva medicina, lo primero que probé fueron la homeopatía y las Flores de Bach, junto con la acupuntura.

Pude dejar el ansiolítico gracias a las Flores de Bach, pero no todo fue fácil.

Una doctora naturista me recomendó:

- Tomar *Triptófano*, pero no lo toleré
- Tomar *Recuperation*; tampoco lo toleré
- Tomar Hipérico, me empeoró el insomnio.

Mi tratamiento consistía, además de la homeopatía y las Flores de Bach, en:

- Enzimas digestivas
- Vitamina C, necesaria para el tejido conjuntivo, por su papel en la síntesis de los neurotransmisores (serotonina)
- Antioxidantes
- Minerales

- Protector hepático
- Complejo de vitamina B
- Antiinflamatorios naturales: aceite de pescado (EPA), aceite de onagra (GLA) con vitamina E, ácido DHA.

Sustituí parte del somnífero por la homeopatía (pasiflora, valeriana…).

Este tratamiento fue el que me produjo alguna mejoría de mi sintomatología, pero no de una manera espectacular, ya que se trataba de ir dejando poco a poco el resto de medicación alopática, sin correr el riesgo de empeorar.

SALUD

Según la Organización Mundial de la Salud (OMS), la salud es "el estado de completo bienestar físico, mental y social, y no solamente la ausencia de afecciones o de enfermedades".

Yo creo que la salud es la capacidad de adaptarse a las dificultades de la vida y cuando crees que ya la has alcanzado, tienes que considerar que no es un estado, es un camino porque tienes que cuidarte cada día.

EPICTETO, el filósofo estoico dijo:

1. "No se puede sanar el sufrimiento físico si anteriormente no se ha sanado el sufrimiento espiritual".
2. "La enfermedad es una desgracia para el cuerpo pero no para la voluntad. Es una desgracia para alguien, pero no para ti".

LA ENFERMEDAD DE LAS EMOCIONES

Todas las personas con fibromialgia tenemos un gran saco de emociones contenidas, una gran carga sobre nuestras espaldas de dolores de la vida que no hemos sabido canalizar bien, de manera que nos han quedado enquistados. Son dolores que van apareciendo y que van dejando su huella.

Mi primer gran dolor fue saber que mi madre tenía un cáncer muy extendido y que no se podía hacer nada.

Cuando me enteré tenía 25 años y estaba embarazada de mi hija Anna. Cuando al cabo de dos años murió, yo estaba embarazada de mi hijo Ferran. Estos dos momentos produjeron en mí un gran sufrimiento, que trastornó mi vida. Me pareció que no había nada peor, que era un dolor muy difícil de soportar.

Al cabo de unos meses tuve que experimentar el dolor de ver a mi hijo Ferran, recién nacido, con problemas de salud tan graves que le supusieron momentos entre la vida y la muerte. Su enfermedad duró tres años, unos tiempos muy difíciles para mí.

Cuando yo tenía 41 años, mi hermano mayor padeció un aneurisma cerebral muy grave que lo dejó dos años y siete meses en condiciones de 'vida' dramáticas. Pasó por seis operaciones y ya no pudo volver a casa, porque vivía conectado a máquinas y tubos. Este dolor experimentado por mí y por toda mi familia durante tanto tiempo, dejó una huella profunda en mi alma. Verlo en aquellas condiciones, con un agujero en la cabeza (le habían extraído un trozo de hueso), significó un gran shock, ya que no había visto nunca un ser 'vivo' en aquellas condiciones tan horribles.

Al cabo de un año y medio de la muerte de mi hermano, se murió mi hermana de lo mismo que él, un aneurisma cerebral. ¡No me lo podía creer! ¡Cuánta desgracia!

Su muerte fue todo lo contrario a la de mi hermano; murió en unos instantes, cogida a su hija. Esto fue otro golpe, otra sacudida, otro dolor frustrante, otro desengaño, otra rabia contenida.

Parece imposible, pero después de mi diagnóstico de fibromialgia, otro hermano mío padeció un infarto y, al poco tiempo, un segundo infarto y un tercero. Más ansiedad, más tensiones, más miedo. Sólo tenía un hermano; pedí: *"¡Por favor, Dios mío, que no se muera!"*

Al cabo de un par de años se murió mi padre. Fue el único que llegó a la vejez; tenía 91 años. De seis que éramos ya sólo somos dos. Esto deja un gran vacío, un desengaño y creo que también mucha ira reprimida.

Ahora he comprendido que las más grandes dificultades, contrariedades, desgracias… construyen el carácter más fuerte, hasta el extremo de darte una voluntad de hierro.

Este dolor se ha transformado porque he unido mi dolor al de toda la humanidad. Hay mucho dolor en el mundo y el mío es muy pequeño si lo comparo con TODO el que hay. Tan solo podemos transformar el dolor con Amor y Compasión.

CÓMO RESPONDEMOS A LAS EMOCIONES

Dolor, pérdida

Sensación: vacío en la boca del estómago. El cuerpo pesa, está inquieto y débil.

Respiración: espasmódica, suspiros, hipo.

Postura: contraída, encorvada.

Miedo, ansiedad

Sensación: músculos tensos, corazón acelerado, boca seca, aumento del sudor, palpitaciones en la cabeza.

Respiración: rápida e irregular.

Postura: cuello y espalda rígidos.

Ira

Sensación: cuerpo tenso, presión en el pecho, puños apretados, ensanchamiento de los orificios nasales.

Respiración: inhalación poco profunda, exhalación fuerte.

Postura: cuello y espalda rígidos.

Alegría, amor, compasión

Sensación: músculos relajados, sensación de calidez en el corazón, manos abiertas, sensación de energía.

Respiración: profunda, regular, suave.

Postura: relajada, hombros no contraídos, espalda recta y cómoda, el cuello flota encima de la columna.

Cuando surge la ira lo mejor es quemar esta energía perversa con la acción o con la palabra de una forma consciente, lo más recomendable es moverse: caminar, dar golpes a un cojín o cualquier otra actividad… En el caso que esto parezca difícil o no se pueda hacer, lo más aconsejable es concentrarse en la respiración, una respiración que conecte con el corazón, inspirando a través de él. Todas las meditaciones que conectan con el corazón son un bálsamo para las emociones.

3
MI PROCESO-CAMBIO DE PARADIGMA

Normalmente se tarda mucho en ser diagnosticado de fibromialgia y se va de médico en médico sin saber qué ocurre. En mi caso fue inmediato; cuando, en septiembre del 2000, prácticamente todo me hacía daño, el reumatólogo que visité hizo el diagnóstico a la primera visita. Este reumatólogo era el Dr. C. D., director de la Unidad de Reumatología del hospital de Sant Pau de Barcelona.

Asistí a una conferencia sobre la fibromialgia en el Hospital Clínic de Barcelona y cuando escuché a los reumatólogos y psicólogos me sentí muy mal, pero mi esperanza era que yo no tenía aquello, que yo no necesitaría nunca un psicólogo y que no podía ser que fuera crónico. Todas esas dudas hicieron que continuara buscando un médico que me dijera que yo no tenía este problema, o, al menos, que me diera esperanza.

Tras muchas visitas, que fueron confirmando lo que había dicho el primer médico, ya empecé a aceptarlo, pero no perdí nunca la esperanza de curarme.

El primer año continué trabajando como pude, pero cada vez me sentía peor, era como si me negara a aceptar la enfermedad, como que no pasaba nada y que todo podía continuar igual.

TRAMOS DE LA ENFERMEDAD

Seguí este proceso:
1. **Estupefacción** (susto, asombro)
2. **Negación** (desconfianza, irrealidad)
3. **Rebelión** (ira, culpabilidad, resentimiento)

4. **Depresión** (tristeza, insomnio, problemas digestivos)

5. **Aceptación** (recuperación, esperanza)

El primer tramo de la enfermedad

Cuando fui diagnosticada de fibromialgia pasé un año entero sin aceptarla; la negaba. Yo no tenía fibromialgia, no estaba tan mal; no quería ver la realidad y hacía la técnica del avestruz, escondía la cabeza bajo el ala. Seguramente el médico se había equivocado en el diagnóstico. Continué trabajando, pero cada vez con más dificultad. Durante este tiempo recuerdo haber estado enfadada permanentemente. Tenía muchas razones para estar en contra del mundo; no me daba cuenta que yo también formaba parte de este mundo. Me lo tomaba todo personalmente, como si todos me estuvieran haciendo daño. Comencé a hacer 'un memorial de agravios' y a acumular rencor, cosa que provocó que mi energía empezara a bloquearse, sin poder fluir.

Ahora he comprendido que la alegría de vivir tiene que ver con pasar página de todo lo que nos ha herido, con tal de comunicarnos mejor con los demás e interactuar con el mundo de forma positiva, ya que nuestra energía aumenta si se comparte.

Segundo tramo de la enfermedad: caer en el pozo

Cuando la enfermedad te aparta de tu actividad laboral tienes todo el tiempo para recapitular toda tu vida y averiguar qué ha sucedido, cuáles han sido los motivos que te han llevado a este deterioro físico, emocional y espiritual. El resultado es casi de "shock", al ver cómo se ha hecho todo tan mal y hasta dónde has llegado a dañarte con ese nadar contra corriente; es decir, sintiendo lo que has sentido y haciendo lo que has hecho. En el camino se ha perdido la dignidad, la libertad, la autoestima… ¡Cuánta energía perdida! ¡Cuánto sufrimiento! Es ir hacia el fondo del pozo y darte cuenta que ya no puedes caer más bajo y que, a partir de este momento, que es el momento de la verdad, te has de replantear un cambio de dirección y encontrar las herramientas para lograrlo. Es todo muy lento; la vida ha dejado de ser aquel movimiento acelerado para convertirse en otro movimiento vivido a cámara lenta, sin respuesta alguna, sin ninguna ayuda; te sientes completamente incomprendida, decepcionada, muy triste y sola.

Es una enfermedad que parece no llevarte a ninguna parte, porque te sientes impotente, porque no la entiendes y porque no sabes qué hacer. Es un período oscuro como una noche oscura del alma. No sucede nada, nadie habla de ello, todos hacen ver que no existe. No hay consuelo con nada ni nadie. No sabes dónde agarrarte. No sabes dónde pedir ayuda. El mundo se ha vuelto sordo, ciego y mudo; y tú eres un ser olvidado. Ya no importas, ya no eres útil. Te sientes más bien como un estorbo. Todos te miran extrañados. Hay mucho silencio. Hay tensión en el ambiente. Nadie sabe qué decir. Y tú te sientes como un "bicho raro": ya no estás dentro del sistema, ya no produces; eres un ser desintegrado, diferente, nuevo, vergonzoso. ¿A quién le importa? A nadie; sólo a ti. Estás sola, muy sola, casi aislada, como dentro de una burbuja, has perdido el contacto con la realidad del entorno.

Todo es muy monótono; días y días sin ningún cambio, sin ninguna diferencia, sin ninguna mejora. Despertar con dolor y dormirte con dolor es un martirio. Durante la noche, si a ratos puedes dormir, cada vez que te despiertas es un nuevo ¡oh! No recordaba tener esta enfermedad; ¡¡¡es verdad!!! Volvemos con el dolor. Dormir es el único paréntesis distinto. ¡Qué suerte tener un paréntesis! Pierdes la noción del tiempo, la memoria y lloras mucho.

Aparte del dolor, que acapara casi toda la atención, hay una sensación como estar dentro de una nebulosa; los días son todos iguales y se confunden las fechas. La memoria falla, también la concentración; quieres escribir y parece que también cuesta. Aparecen dificultades en todos los aspectos, que te producen un desconcierto total. Alguien me dijo que en la fibromialgia había un descenso de la capacidad cognitiva; tenía razón.

Tercer tramo de la enfermedad

A pesar de tener mucho dolor durante todo el proceso de la enfermedad, exceptuando los tres días de estancia en cama, cuido de mí misma, de mi familia y de la casa.

Busco el mejor médico, porque es el que sabrá curarme. Busco, busco y no encuentro. No existe este médico milagroso. He visitado muchos médico y he ido muchas veces de urgencia por síntomas diversos, siempre muy variados e inquietantes.

He aquí lo que me llevó a Urgencias:

1ª vez: neuralgia intercostal (dolor en el lado derecho del tórax), dificultad para respirar y caminar.

2ª vez: taquicardia y subida de la tensión sanguínea.

3ª vez: dolor abdominal agudo a la altura de los ovarios que no se me pasaba con antiespasmódicos.

4ª vez: vómitos y temblores por todo el cuerpo por intoxicación medicamentosa. Me tomé lo que me indicaron.

5ª vez: dolor agudo en el coxis, sacro y caderas. No puedo mover las piernas.

6ª vez: tengo una crisis de ansiedad yendo en coche. Tengo suerte porque allí mismo hay un puesto de la Cruz Roja y me atienden.

7ª vez: regreso de un viaje en avión con tanto dolor que en vez de ir a casa voy a Urgencias. No os canso más, pero la lista continúa…

Cuarto tramo de la enfermedad

Acepto la enfermedad y ya no la siento como un enemigo que he de eliminar, sino como algo que he de integrar y superar haciendo un trabajo espiritual y psicoemocional.

Busco en la medicina holística (alternativa) sin saber nada de este mundo, que es nuevo para mí.

Mejoro poquito a poco.

Quinto tramo de la enfermedad

Inicio la cocina macrobiótica; la dieta macrobiótica me sienta bien. Acudo a clases teóricas y prácticas.

De repente se abre un nuevo camino que me llevará a la salida; es una salida a través del conocimiento y la alimentación, junto con las terapias de medicina holística. Todo se normaliza y los síntomas que tanto me habían hecho sufrir se desvanecen lentamente, como si remitieran, marchando sin hacer ruido, sin despedirse. ¡¡¡Gracias!!!

¿QUÉ DICE LA SOCIEDAD?

Los enfermos de fibromialgia no reciben, por parte de la sociedad en general y por parte de los médicos en particular, ni comprensión ni respeto. Es una enfermedad tan extraña que existen múltiples teorías acerca de cómo se contrae y ninguna idea acerca de cómo se puede curar, lo cual la convierte en objeto de diversas especulaciones en todos los sentidos.

Entre el médico y la persona enferma convendría establecer una comunicación más cercana, de saber escuchar y comprender todo lo que se llega a sufrir y todas las dificultades que aparecen en la vida de los afectados.

Tuve cinco experiencias en momentos muy distintos de mi proceso que son ejemplo de ello.

El primer caso sucedió en el peor momento, cuando acababa de dejar el trabajo. No podía estar sentada más de diez minutos seguidos, no podía aguantar el peso del teléfono ni el peso del bolso (iba con una carterita atada a la cintura con sólo las llaves, el DNI y dinero). En aquellos momentos dije al médico que me sentía muy mal, ya que tenía todos los síntomas que pueden tenerse con la fibromialgia y que estaba desesperada, porque iba empeorando en vez de mejorar.

Su respuesta fue que todo pasaría si regresaba al trabajo y si, además, volvía a jugar al tenis. Recuerdo aquel momento como si fuera ahora. No podía asimilar aquello; ¡cuánta incomprensión! Recuerdo que lloré mientras andaba por el pasillo de salida de la consulta.

La segunda experiencia ocurrió antes de una Semana Santa. Otro médico reumatólogo me hizo una analítica y me prometió que mejoraría mucho con su tratamiento.

Pasé unos días muy esperanzada y, cuando volví con las pruebas, dio un vistazo al resultado. Todo estaba correcto;

me miró y dijo: "Lo siento, pero yo no puedo hacer nada por usted". No pronunció ninguna palabra más; la visita terminó y me fui. ¿Por qué me dijo que mejoraría mucho? ¿Por qué no me daba el tratamiento que me había prometido?

El tercer caso ocurrió cuando acompañé al médico a mi hija Anna por una cervicalgia. Durante la visita le comuniqué que yo tenía fibromialgia y que estaba bastante mal. Me respondió que trataba a unas cuantas personas con aquel problema y que todas estaban muy contentas con su mejoría. Al cabo de unos días visité a aquel reumatólogo y me dio el tratamiento con el que mejoraría mucho. Aquella misma noche comencé la medicación y pasé una noche con mucho malestar. Vomité tan pronto me levanté por la mañana. El vómito no solucionó nada, porque seguí sintiéndome mal y recuerdo que todo mi cuerpo temblaba. Tuve que ir a Urgencias porque no se me pasaba, y me dijeron que se trataba de una sobredosis medicamentosa. El médico, al ver la receta, me dijo que la medicación era excesiva

Después de estas tres experiencias conocí a una joven doctora reumatóloga, muy simpática, a través de una conferencia sobre fibromialgia. Pensé que con una mujer sería distinto y que me comprendería mejor, por lo menos podría dialogar de manera más distendida. Pero SORPRESA! Su recomendación fue que lo mejor que podía hacer para aliviar la fibromialgia y, quien sabe, tal vez para olvidarla, sería buscar un amante. De esta forma estaría muy distraída, daría un nuevo sentido a mi vida, le aportaría una ilusión. ¡NO ME LO PODÍA CREER! ¿Cómo una doctora podía pensar que eso pudiera aligerar o curar la fibromialgia? ¡Cuánta ignorancia!

Más decepción, pero esta vez por lo menos era una decepción cómica, que me hizo reír un buen rato.

El quinto caso me ocurrió cuando ya había hecho una gran mejora gracias a la alternancia de las dos medicinas (alopática y holística) y dije al médico alópata que estaba muy contenta. No le dije que había iniciado tratamientos holísticos como homeopatía, flores de Bach, reflexoterapia y acupuntura. El médico me miró, esbozó una incrédula sonrisa, me dijo que me tendiera en la camilla y me presionó con mucha fuerza todos los puntos dolorosos con los cuales se diagnostica la enfermedad. Al bajar de la camilla me comentó que cuando había presionado los puntos de la zona lumbosacral había hecho un movimiento reflejo de dolor y que, por tanto, yo no estaba tan bien como decía. Pasé un mes con mucho dolor a causa de sus presiones.

Por fin había llegado a la conclusión de que la medicina convencional no podía curarme. En aquellos momentos, con visitas y más visitas a los médico, lo que yo estaba haciendo era luchar contra la enfermedad, porque no la aceptaba.

Fue después de estas cinco experiencias cuando decidí que, en vista del éxito, sería mejor continuar con la medicina holística. Y no me decepcionó.

UNA EXPERIENCIA EN LA RADIO

Cuando ya hacía tres años que padecía fibromialgia, me pidieron desde la ACAF (Associació Catalana d'Afectats de Fibromiàlgia) que fuera a la radio junto con otra enferma y una doctora reumatóloga para hablar de la enfermedad.

Lo que ocurrió en el estudio radiofónico fue una sorpresa para mi compañera y para mí, ya que prácticamente habló sólo la doctora y las enfermas que telefoneaban para explicar sus penas y desgracias. En aquel momento nosotras dos habíamos mejorado bastante y queríamos explicar detalles positivos y esperanzadores desde la perspectiva de la medicina holística. Está claro que ir a la radio para explicar que te encuentras bien no tiene audiencia, no es morboso. Es mejor dar pena y sumergirte en los aspectos negativos, porque es lo que vende.

Para ir a la radio escribí unas líneas a modo de resumen de lo que quería decir, que pueden servir ahora; son estas:

"La mayoría de personas que padecemos esta enfermedad poseemos unos rasgos de personalidad iguales: somos rígidas, perfeccionistas, controladoras, con una exigencia muy alta, tanto hacia nosotras mismas como hacia nuestros compañeros de trabajo, nuestros familiares, etc.

Esta estructura rígida comienza hiriendo nuestra alma y después afecta a nuestro cuerpo físico con tensión, angustia, insomnio… pero no hacemos caso a todas esas manifestaciones de estrés hasta que poco a poco se instala el dolor físico, que tampoco atendemos demasiado. Finalmente se llega a un dolor que invalida y a una fatiga muy extenuante que nos impide continuar con nuestra vida.

A partir de aquí, la visita a médicos y más médicos con el diagnóstico de enfermedad crónica te plantea una revisión de tu vida con la finalidad de salir del problema.

Existen dos opciones: una es creer que no tienes curación; la otra es buscar la salida por un nuevo camino. En mi caso, el hecho de pertenecer a una familia de médicos influyo en mi esperanza de que la medicina alopática me conduciría hacia el médico más entendido en fibromialgia, y que resolvería mi caso. Pero después de un vía crucis espantoso de médicos y más médicos, y de medicación y más medicación, el resultado fue de un gran empeoramiento. Entré en un proceso de calmantes para el dolor cada vez más fuertes: ansiolíticos, antidepresivos, somníferos… En definitiva, estaba muerta en vida, convertida en una persona inválida.

Mi conclusión fue que este camino no era el adecuado y eso fue lo que me condujo hacia la medicina holística, que considera la enfermedad de una manera global: física, energética, psico-emocional y espiritual. Como energía que somos, la enfermedad se ha producido por los bloqueos que impiden su natural fluir.

Ahora, al cabo de un año y medio de considerar y tener en cuenta estas cuatro dimensiones, puedo decir que he mejorado toda mi sintomatología: ha desaparecido la ansiedad gracias a las flores de Bach y duermo mejor. He mejorado la sensación de tensión y los problemas digestivos. Ahora el dolor ha disminuido en intensidad y poseo más energía. Estoy en un proceso en el que intuyo mi curación, ya que he comenzado a salir de las rigideces y he comenzado a quererme y a querer a los demás desde otra dimensión".

EL CUERPO ME HABLA Y YO LO ESCUCHO

Si en la infancia te dicen: "Tú no..", "Tú calla", cuando somos adultos esta información que está en el inconsciente va trabajando, sigue las órdenes recibidas y no nos concedemos nada a nosotros mismos. Lo damos todo a los demás porque nosotros no nos merecemos nada. Lo tenemos asumido y no nos cuesta nada; no es un sacrifico, es una orden a seguir.

Luego vemos que alrededor nuestro hay dolor, y también lo queremos absorber para que los demás no sufran, para liberarlos y continuar nuestra misión.

De esta manera se llega a un punto en el que se rompe nuestro equilibrio, enfermamos, y no comprendemos qué es lo que ha sucedido. El cuerpo nos ha avisado infinidad de veces; nos ha dicho que no se encuentra bien, y ¿qué es lo que hemos hecho? Hemos hecho todo lo que nos han enseñado a hacer en nuestra sociedad: no hemos hecho caso de los síntomas porque nos han convencido de que no tienen importancia; nos han dicho que lo que nos ocurre es debido a los nervios, que siempre nos estamos quejando... Mi cuerpo insistía e insistía. Yo hice lo que me habían enseñado, que era cubrir el lenguaje de mi cuerpo con analgésicos y continuar la vida como si nada.

Dos años después del diagnóstico todavía creía que encontraría la solución en la medicina alopática con un buen médico, con un buen tratamiento, un cambio de dieta, seguir unas pautas, cuidarme... Pero lo que no me había planteado aún era la aceptación de la enfermedad y el dejar de luchar contra ella, como si se tratase de un enemigo. Ahora ya sé que la fibromialgia no se cura con medicamentos, porque es una enfermedad asociada al hígado (órgano de la desintoxicación), de forma que, a más medicación, peor para el hígado y todo lo que él controla (musculatura, tendones, ligamentos, articulaciones, los conductos de las venas y arterias y la vista). Es como un pez que se muerde la cola y no hay salida.

La curación de la fibromialgia depende de un cambio de actitud y de manera de ser. Es necesario también una dieta que favorezca la depuración del hígado y evitar intoxicarlo con medicamentos químicos; además, conviene seguir una medicina que comprenda que no solamente somos un cuerpo físico, sino que también poseemos otros cuerpos, donde se originan nuestros pensamientos, emociones y energías (cuerpos mental, emocional y etérico). De hecho, los síntomas de la enfermedad en el cuerpo físico son una cristalización del desequilibrio de los otros cuerpos; son la consecuencia de ello.

Cuando experimentamos una enfermedad, no sólo la padece una parte del cuerpo, sino la totalidad. Somos un todo; somos mucho más que la suma de las partes, y actuamos como un todo en el que todas las partes están íntimamente interrelacionadas, ya que trabajan, se influyen y se condicionan entre sí de forma simultánea. Y en el cuerpo físico sucede lo mismo, cuando enferma una célula de nuestro cuerpo, el resto de nuestras células sufren también.

Tardé años, pero gracias a la fibromialgia –que los médicos no pudieron erradicar con medicamentos– comprendí las señales de mi cuerpo. Un cuerpo al que hasta entonces no había hecho caso; no fue sino al cabo de unos años que vi la necesidad de romper todas las normas.

Cuando asumí la comprensión comenzó para mí una nueva vida, mi vida; no la vida que me dictaban los demás.

Desde aquel momento, mi cuerpo me habla y yo lo escucho.

DESDE OTRO PARADIGMA

Lo que nos han enseñado nuestros padres, maestros y la sociedad es una manera de ver el mundo desde el antiguo paradigma; una hipnosis en la que todos participamos.

Este antiguo modelo posee unos postulados que sería bueno cambiar, como por ejemplo:

- Mente y cuerpo son cosas separadas e independientes una de otra.
- El materialismo es primario, la conciencia es secundaria.
- Sólo somos máquinas pensantes.
- Como individuos, somos entidades autosuficientes, desconectadas de la totalidad.
- Nuestra percepción del mundo es automática y nos da una imagen adecuada acerca de cómo es la realidad.

- Nuestra naturaleza queda definida por un cuerpo, el yo y la personalidad.
- Somos recuerdos y deseos dentro de un cuerpo físico.
- El tiempo es como un absoluto y nadie se puede liberar de él.
- El sufrimiento es necesario; forma parte de la realidad. Somos víctimas inevitables de la enfermedad.

Todo eso son sólo invenciones de la mente humana que la misma mente humana ha convertido en reglas.

En el nuevo paradigma, el ser humano se da cuenta de que puede cambiar su biología mediante lo que piensa y lo que siente. Nuestras células escuchan constantemente nuestros pensamientos y cambian a través de ellos.

Por ejemplo:
- Una depresión puede causar un desastre en el sistema inmunitario.
- Enamorarse puede fortalecerlo
- La desesperación aumenta el riesgo de ataques de corazón o de contraer un cáncer.
- La alegría y la satisfacción nos mantiene sanos y nos alargan la vida.

En el nuevo paradigma es bueno tener en cuenta lo siguiente:
- El cuerpo en su estado esencial está constituido por materia, energía y conciencia.
- Esta tríada es la base de la vida, a todos los niveles
- La mente y el cuerpo son inseparablemente uno.
- La bioquímica del cuerpo, es decir, su sustancia material, es el resultado de la interrelación de la energía con la conciencia.
- Creencias, pensamientos y emociones crean reacciones químicas que sostienen la vida de cada

célula.

- Aunque cada persona parezca separada e independiente, nuestro ser está conectado a un Ser universal y nuestra mente también lo está a una Mente universal.

- El tiempo es la eternidad cortada en fragmentos por nosotros mismo.

- Existe un núcleo del Ser. Somos mucho más que un cuerpo físico con un yo y una personalidad.

- Poseemos la capacidad de establecer contacto con nuestro Ser porque se halla dentro de nosotros.

- No somos víctimas de las enfermedades. Seguimos unos patrones familiares, sociales y culturales que no aceptan el cambio.

Todo lo que acabo de explicar procede de postulados de la física cuántica. Einstein, Bohr, Heisenberg... comprendieron que la forma común con la que percibimos el mundo físico era falsa. El pensamiento y la emoción que la acompañan crean nuestra realidad física; si somos capaces de transformarlos, podemos transformar la enfermedad en salud. De esta forma podemos renovarnos como lo hace nuestro propio cuerpo:

- La piel se renueva una vez al mes.

- El recubrimiento del estómago, cada cinco días.

- El hígado, cada seis semanas.

- El esqueleto, cada tres meses.

Según la física cuántica, las partículas subatómicas no pueden ser definidas, ni en el tiempo ni en el espacio. Estas minúsculas partículas que constituyen nuestro cuerpo están en interacción constante con las personas y los objetos de nuestro entorno. No existe una frontera entre lo que es interior y lo que es exterior, entre pasado y presente, entre lo que tú tienes y lo que yo tengo. Todos formamos y todo forma parte de un TODO.

¿QUÉ ES EL PENSAMIENTO?

Es un impulso de energía y de información, como todo lo que existe en la naturaleza. El problema aparece cuando no nos reconocemos como responsables de lo que hacemos. El pensamiento transforma el campo: toma las infinitas posibilidades del vacío y da forma al hecho específico del espacio-tiempo; convierte el potencial abstracto puro en algo sólido.

El cuerpo es fluido, flexible, cuántico, compuesto de inteligencia, de información y de energía, atemporal, siempre en renovación.

Allí donde va un pensamiento, un elemento bioquímico lo acompaña; por eso las enfermedades son más probables en las depresiones crónicas: los estados de aflicción mental se convierten en las sustancias bioquímicas que producen la enfermedad.

La voluntad de curarse conduce al cuerpo a trabajar de forma automática hacia la resolución del conflicto.

Nuestro cuerpo se construye de experiencias transformadas en expresión física.

Quien esté deprimido proyectará tristeza a todo su cuerpo; la producción de neurotransmisores del cerebro se agota. Descienden los niveles de hormonas, se interrumpe el ciclo del sueño. Los receptores neuropéptidos de la superficie exterior de las células epiteliales se distorsionan, las plaquetas de la sangre se hacen más pegajosas y propensas a aglutinarse; incluso las lágrimas poseen una química distinta cuando se llora de alegría.

El antiguo paradigma sostenía que el cuerpo está compuesto de materia sólida que se descompone en moléculas y átomos, pero la física cuántica nos dice que cada átomo posee un 99,9% de espacio vacío y que las partículas subatómicas que se mueven a una velocidad increíble por este espacio vacío son ovillos de energía vibrante que contienen información. Así, un grupo de vibraciones es codificado como átomos de hidrógeno, otro como oxígeno...; cada elemento posee, de hecho, su propio código único. Cada vacío de átomo posee inteligencia. La vida se despliega a medida que el ADN (su inteligencia codificada, su gemelo activo, el ácido ribonucleico) entra a la vez en la célula y deposita fragmentos de inteligencia en miles de enzimas que luego utilizan fragmentos específicos de inteligencia para generar proteínas. En cada punto de esta frecuencia es necesario intercambiar energía e información, ya que, si no fuera así no se podría construir la vida a partir de la materia.

La enfermedad, por tanto, viene provocada por una serie de transformaciones mal orientadas. Nuestro cuerpo sigue un proceso que habría de mantenerlo estable, equilibrado y en renovación, pero se ve alterado por una mala orientación del pensamiento y las emociones. Cuando se comprende el error se puede equilibrar la bioquímica del cuerpo. Cada célula del cuerpo se entera de lo que piensas y sientes acerca de ti mismo. Y la preocupación, la incertidumbre y la duda son los tres obstáculos que nos impiden hacer un uso eficiente de la intención de sanar.

LA INFORMACIÓN DEL CUERPO

Si visualizas un limón, tu boca se llena de agua y se producen las enzimas salivares (amilasa, maltasa) aunque no haya nada para digerir. El mensaje enviado por el cerebro es igual que la presencia real de comida. Las palabras y las imágenes operan como moléculas reales para activar los procesos constantes de la vida.

Los psicólogos infantiles han descubierto que decir a un niño 'lo que es' ("eres malo") causa en él una impresión mucho más profunda que decirle 'lo que no ha de hacer' ("no te pongas el juguete en la boca").

El sistema integrado por el cuerpo y mente se organiza alrededor de las experiencias verbales. Las heridas producidas por palabras pueden crear efectos más permanentes que el trauma físico.

El estrés

En las situaciones de estrés, el cuerpo segrega constantemente cortisol y adrenalina. La función de estas hormonas es descomponer tejidos; una producción prolongada de tales elementos conduce a la enfermedad.

LA NATURALEZA Y YO

A medida que me fui haciendo mayor se produjo en mí un alejamiento progresivo de la naturaleza; ya no sentía interés alguno ni necesidad de salir al campo, a las montañas…La playa dejó de producirme la ilusión de antes. Me sentía como desligada de todo ello, sin ninguna relación ni conexión. Aquella unión tan fuerte que sentía en mi infancia se había roto. No obstante, aún quedaba en mí algún sentimiento fuerte, como la necesidad de tener en casa plantas y flores; este fue el único vínculo, aunque fuera muy escaso, que conservé con la naturaleza…

De pequeña me gustaba mucho pasear sola por los bosques próximos a la casa de veraneo; me entretenía buscando piñones y era muy feliz. También recuerdo cuando en mi infancia iba a la playa y veía el mar; sentía una alegría tan grande que conmocionaba mi cuerpo por completo. Ahora sé que el niño posee la inocencia y la pureza de la naturaleza, pero también que, a medida que el ego se desarrolla, nos alejamos más de ella.

La enfermedad ha sanado esa conexión en mí y me ha hecho consciente de la necesidad de vivir nuevamente este vínculo tan fuerte que tenía con la tierra, con el agua y con el aire… El ser humano occidental ha destruido dicha conexión, en perjuicio de sí mismo y de la naturaleza porque, lo quiera o no, está vinculado a ella para vivir.

INICIO DE LA ENFERMEDAD

Un año antes del inicio de la enfermedad, detecté algo extraño jugando a tenis. Alguna vez la raqueta, siguiendo el impulso de acompañar la pelota, salía como un proyectil con ella. Al principio no entendía qué pasaba, porque no notaba nada diferente, pero era evidente que mi mano y mi muñeca ya no poseían la misma fuerza. Pronto aparecieron el dolor y la fatiga que me impidieron continuar con aquel deporte. Era el otoño de 1999, y durante el verano siguiente comenzaron a aparecer los dolores articulares y musculares generalizados. Eran unos dolores que, en comparación con los que vendrían más adelante, podría calificar de difusos.

Esos dolores eran nuevos para mí, ya que nunca antes había tenido dolor por todo el cuerpo, exceptuando alguna gripe, y yo no había sufrido demasiadas gripes en mi vida. Era el inicio de esta enfermedad, que duraría más de cinco años.

DIARIO DE LA ENFERMEDAD

Años 1999/2000

28-09-99: Visito dos especialistas de manos. El diagnóstico es rizoartrosis. El primero me dice que me opere, para colocarme una prótesis en el metatarsiano. No lo hago. El segundo me propone rehabilitación. Comienzo la rehabilitación de la mano derecha y de la muñeca. No tengo fuerza y siento dolor. Tengo problemas graves de insomnio y estreñimiento.

7-03-00: Comienzo a hacer gimnasia y acuda a la sala de máquinas alternando con natación. Pero andar en la cinta me produce daño en la cadera, y la bicicleta estática me produce dolor en las rodillas. He de dejar los ejercicios para la espalda que he practicado diariamente desde los treinta años, ya que a menudo me producen contracturas, aun practicándolos muy lentamente y con sumo cuidado

18-07-00: Visita al proctólogo, debido a proctalgias nocturnas. Me despierta el dolor por la noche. Siento dolor por todo el cuerpo y especialmente en las cervicales, lumbares, rodillas, pie izquierdo, mano derecha y cadera izquierda.

5-09-00: Después de algunos meses de dolores visito al Dr. C.D., jefe de Reumatología del Hospital de Sant Pau de Barcelona. Me diagnostica FIBROMIALGIA. No sabía lo que era. Tratamiento de tres meses y tres de descanso del antinflamatorio *Xicil*, y:

-Calcio con vitamina D

-Ejercicios de manos dentro de agua caliente con una pelota.

-Ejercicios dentro de la piscina.

-*Orfidal* para dormir.

-Caminar una hora diaria.

-Llevar plantillas.

-Nuevas radiografías.

Todavía trabajo, pero sólo medio día; por la tarde tengo demasiado dolor.

Hasta finales del año 2000 tengo diversos problemas: odontológicos (endodoncias), dermatológicos (un herpes pequeño) y me hacen un estudio de alergia a los medicamentos.

Año 2001

16-01-01: Visito otro reumatólogo, la Dra. Y.M., que no me aporta nada nuevo. Comienzo otra tanda de rehabilitación para la espalda.

01-02-01: Pruebo el quiromasaje, pero me va muy mal. Visito un traumatólogo y me hacen una resonancia magnética de dorsales y lumbares.

11-04-01: Dolor muy fuerte en la cadera. Visita al Dr.E.B., traumatólogo, y me hacen una gammagrafía de cadera. Comienzo más sesiones de fisioterapia.

05-06-01: Hago una serie de sesiones de magnetoterapia (tratamiento mediante un aparato que emite un campo magnético), pero no veo mejora alguna.

En estos momentos tengo dolor en las cervicales, dorsales, lumbares, cadera izquierda y las dos muñecas.

20-06-01: Pruebo la acupuntura y la homeopatía durante una temporada, pero no será hasta encontrar el tercer médico de acupuntura que aparece una pequeña mejoría.

Empiezo a tomar las sales de *Recuperation*; hay personas con fibromialgia a quienes va bien, pero a mí me producen dolor intestinal.

12-07-01: Visito al Dr. E.B., que solicita resonancia magnética de las cervicales.

01-08-01: Visito al Dr. C.A., reumatólogo, porque quiero asegurarme que lo que tengo es fibromialgia, y me dice: "Naciste, vivirás y morirás con fibromialgia". No me lo creo, porque quiero curarme.

19-09-01: Pongo en práctica unas técnicas de relajación que me enseñan en el Hospital de Sant Pau. La relajación me ayuda.

Los viajes de fin de semana me producen mucho malestar y decido que, para salir de la ciudad, ha de ser para algunos días más; si no, no me compensa el esfuerzo.

07-10-01: Urgencias a las 3:00h de la madrugada: dolor torácico, taquicardia y un dolor muy fuerte en la cabeza. Debido a la medicación (exceso de pastillas) al día siguiente regreso a Urgencias.

31-10-01: Conferencia sobre fibromialgia en el colegio de médicos de Barcelona. Acudo con mi marido, pero él se va antes de que termine.

13-11-01: Otra visita al primer reumatólogo que me diagnosticó fibromialgia. Le explico que en estos momentos sufro de insomnio, colon irritables, mareos, contracturas en cervicales y dorsales, mucho frío, fatiga (no puedo sostener un libro para leer, el teléfono me pesa), aprieto la mandíbula cuando duermo, aprieto las manos al andar. No puedo caminar durante mucho rato. Por la calle he de pararme a menudo y esperar cinco o diez minutos para recuperarme. Además, muchas veces el descansar no sirve y he de coger un taxi porque me quedo sin poder andar.

Me dice que todo mejoraría si siguiera trabajando y volviera a jugar a tenis.

18-11-01: Tomo la decisión de probar la medicina holística (alternativa). Comienzo un tratamiento homeopático con la Dra. P.Q. y me compro dos libros para saber en qué consiste la homeopatía. Esos libros resultan ser útiles para mí, ya que me abren la mente a una nueva visión de la salud.

07-12-01: Comienzo a notar que mi capacidad cognitiva desciende, sobre todo la memoria. También aumenta la fatiga. Cuando ando por la calle he de pararme a menudo para recuperarme y continuar. El dolor de cabeza se añade a los síntomas.

Año 2002

06-01-02: Ahora hace ya un año y cinco meses que me

diagnosticaron fibromialgia y decido dejar de ir al despacho a trabajar. Sigo llevando la casa, comprando, cocinando… con la ayuda de una persona para la limpieza, como siempre. Es decir, que paso a ser ama de casa, pero no dejo del todo el trabajo como arquitecta, porque quiero ir acabando proyectos. Lo abandono definitivamente cuando en el mes de Mayo la fibromialgia me lleva a la cama y no puedo mover las piernas durante tres días.

25-01-02: Conferencia sobre fibromialgia en el centro cívico Les Corts. La Dra. M.G. nos explica el problema (neurotransmisores, serotonina, sustancia P…), pero no la solución.

05-02-02: Inicio una fisioterapia de cadenas musculares y microgimnasia que me beneficia durante unas horas, pero al día siguiente vuelvo a estar igual.

Pruebo durante este mes un masaje muy suave, pero no me alivia. Al tener varices decido hacer drenajes linfáticos para mejorar la circulación.

07-02-02: Nuevos problemas. Ahora siento una opresión en el cuello, antes o después de comer, palpitaciones al despertar por la mañana, pero no cada día. Es como si los dolores me quemaran.

Hago la primera sesión de una nueva técnica de fisioterapia en el sacrocoxígeo, pero al cabo de muchas sesiones lo dejo porque no mejoro y tiene efectos secundarios.

He leído que las personas con fibromialgia tienen dificultades para digerir las proteínas.

13-02-02: Primera visita al psicólogo Dr. X.T., especialista en dolor crónico.

19-02-02: Visito otro médico, el Dr. J.A., con la esperanza de que mis dolores no sean debido a la fibromialgia y me pueda curar o aliviar, pero no: me diagnostica lo mismo y me hace una sesión de quiropráctica con la que salgo mareada y no mejoro.

21-02-02: Primera visita a la Dra. M.J.G., reumatóloga a la que conozco en una conferencia. Me recomienda tomar un antidepresivo, pero no lo hago porque no me siento depresiva.

Tengo osteoporosis.

13-03-02: Primera visita a la clínica del dolor del Dr. A.C., que conozco a través de una conferencia en el Hospital Clínic. Me recomienda que me haga una rizólisis.

02-04-02: Segunda visita a una clínica del dolor del Centre Mèdic C.I.

10-04-02: Tercera visita a una clínica del dolor del Centre Mèdic C.I.

15-04-02: Tengo mucho dolor y ansiedad. Dolor en las cervicales, dorsales, lumbosacral, sacroilíaca, caderas, glúteos y zona inicial de las piernas.

17-04-02: Visito al Dr. M.P., reumatólogo. Me confirma que tengo fibromialgia y que puedo mejorar.

22-04-02: Nueva tanda de fisioterapia con láser. Tampoco mejoro.

24-04-02: Empiezo unas sesiones de reflexoterapia con J.S. Después de cada sesión lloro. La reflexoterapia me ayuda a vaciar las emociones contenidas. Parece que mejoro un poco del dolor y que aumento un poco la energía, ya que cuando salgo a la calle puedo caminar un poco más.

26-04-02: Visito un digestólogo por el problema de colon irritable. Me propone incluir en la dieta diaria dos litros de agua, dos kiwis en ayunas y salvado de trigo. A todo ello añado por mi cuenta pan integral, semillas de lino... En conjunto no me produce mejora alguna. Además, decido no hacerme las pruebas que me propone este médico. Una vez más renuncio a someterme a pruebas demasiado agresivas. Consistía en tragar unas pequeñas piezas radioactivas.

El médico me regala un impreso que explica el problema de colon irritable y da a entender que no tiene solución. Al cabo de casi dos años encontré la solución a través de la alimentación macrobiótica.

06-05-02: Segunda visita al Dr. M.P., reumatólogo; me dice que no puede hacer nada por mí.

09-05-02: Primera visita a la Dra. B.B., naturópata; me aconseja quitarme todas las amalgamas y coronas para cambiarlas por metales adecuados. El resultado se aprecia meses más tarde.

Hago un tratamiento de cinco meses a base de

medicación natural; mi mejoría es minúscula, pero real.

Mis problemas digestivos derivan en aftas en la boca (después de la alimentación macrobiótica desaparecieron).

Los síntomas van aumentando; tengo desorientación, falta de memoria, fatiga, ansiedad, dolor de cabeza… Todavía practico natación, pero sólo 20 minutos (descansando cada vez que hago una piscina), dos o tres veces por semana.

20-05-02: En general los dolores han disminuido un poco y también la ansiedad. Me gustaría poder dormir tomando menos *Orfidal*, pero de momento no puedo.

29-05-02: Acudo al dentista. He de arrancarme dos coronas para mejorar la calidad del empaste.

02-06-02: Me hago socia de la ACAF (Associació Catalana d'Afectats de Fibromiàlgia), pero al cabo de unos meses no vuelvo. Allí todos creen que no lo superarán, que es crónica.

25-06-02: Visita a J.G., psicólogo experto en poder mental. A través de una cinta suya de cassette descubro lo que son los chacras. Son centros de energía del cuerpo.

Continúo practicando natación y las siguientes terapias: osteopatía, reflexoterapia y fisioterapia con láser.

13-07-02: Muchos médicos han insistido en que tenía que tomar antidepresivos, ya que mejoran el nivel de serotonina y reducen el dolor, pero yo siempre les he dicho que no me siento depresiva y que me da miedo iniciar un tratamiento de este tipo porque acostumbra a ser largo y con efectos secundarios.

Hoy mi dolor es tan intenso que decido tomar un antidepresivo. Comienzo con un cuarto de pastilla.

02-08-02: Comienzo a tomar otra vez *Recuperation*, pero sólo puedo tomarlo cuatro días, ya que no lo tolero y me produce más problemas digestivos. Lo pruebo en todas sus variedades, pero ninguna de ellas me funciona. Telefoneo a la persona que se curó con *Recuperation* y lo lanzó al mercado y me dice que es imposible que no me vaya bien. Lo vuelvo a probar, pero nuevamente fracasa y desisto.

10-08-02: Ahora no entiendo cómo se me ocurrió que el mejor médico para curar la fibromialgia tenía que ser el médico del Fútbol Club Barcelona, el Dr. R.P. ¿Quién mejor que él podría solucionar problemas musculares, de tendones y ligamentos? Bien, este día fui al Camp Nou a visitarme, con la esperanza de un tratamiento nuevo y milagroso; pero ¡cómo fui tan ilusa! ¿Cómo podía haber llegado a comparar el problema de una lesión deportiva con los dolores de la fibromialgia? Como veis, siempre me agarraba a un clavo ardiendo, siempre esperanzada de superarlo. Conclusión: me dijo lo mismo que todos los médicos que había visitado hasta entonces y me recomendó el mismo tratamiento.

25-09-02: Me practican resonancias magnéticas de las zonas cervical, lumbosacral y del coxis. Visita al Dr. R., de l'I.D. Diagnóstico: pinzamiento entre las vértebras C4-C5 y C5-C6, sin anomalías degenerativas. Hiperlordosis lumbosacral y cierta degeneración en los discos L4-L5 y L5-S1 propias de la edad.

27-09-02: Visito al mejor médico, el Dr. C.A, el más entendido en fibromialgia de Barcelona, según la presidenta de la ACAF. Comienzo a tomar un nuevo antidepresivo, más eficaz contra el dolor, el *Triptizol* (10mg).

03-10-02: Visito al Dr. V.F. de la Unidad del Sueño, pero me dice que no puede hacer nada por mí. Sigo con el *Orfidal* y durmiendo mal.

Dejo la natación y el Dr. C.A me recomienda los ejercicios de agua llamados *aquagim* (cuatro segundos de ejercicio seguidos de cuatro segundos de descanso para que la musculatura se recupere); y el tiempo de duración de los ejercicios es variable según el dolor y la fatiga.

Siempre había dicho que cuando me jubilara pintaría, porque el dibujo y la pintura siempre me han gustado. Así que compré pinturas y material para ir a un centro y disfrutar. La sorpresa fue que el primer día, tras unos 20 minutos, el dolor y el cansancio me obligaron a parar. Lo probé un segundo día, pero también el dolor me hizo parar. Al tercer día reconocí que tendría que esperar a curarme para poder pintar. Fue un desengaño, y pensé que menos mal que me quedaba la lectura, con atril, con almohadones, cambiando de postura… A través de los libros fui encontrando nuevos caminos para superar la enfermedad, para mejorar, si no físicamente sí mentalmente, emocionalmente, espiritualmente. Siempre con la esperanza de curarme.

07-10-02: Dejo de comprar alimentos en el mercado y comienzo a adquirirlos en tiendas *bio*. Allí compro el pan, el pollo, el pavo, la ternera, cereales, semillas de calabaza.

08-10-02: Asisto a una conferencia de la ACAF (Associació Catalana d'Afectats de Fibromiàlgia) sobre fibromialgia y alimentación.

10-10-02: Odontólogo. Hoy me quitan la última pieza dental que contenía metales tóxicos.

11-10-02: Visita al Dr. A. Me aumenta la dosis del antidepresivo *Triptizol* a 25mg, pero aumento la dosis poco a poco y decido comenzar por 12,5mg, porque ya he tenido suficientes problemas con las medicaciones. Creo que es mejor ser prudente.

15-10-02: La ACAF comienza a hacer cursos en Can Castelló, es decir, en mi barrio, y me apunto para aprender las terapias útiles con las que aliviar la fibromialgia.

Comienza mi interés por la calidad del agua de casa y me hago instalar una serie de filtros.

21-10-02: Hoy aumento la dosis de *Triptizol* a 20mg.

29-10-02: Asisto a una conferencia del Dr. A. sobre "una vida fibromiálgica". Es una conferencia de lo más deprimente y descarta toda posibilidad de curación. Salgo enfadada, pero no deprimida. Yo sigo viendo una salida para esta pesadilla.

30-10-02: Primera visita con M.C., terapeuta holística. Le cuento mi problema y le digo que tengo FE y que creo en los 'milagros' y que me siento implicada en el proceso de curación.

Ahora sé que mi curación no fue un milagro, sino el resultado de un gran esfuerzo y a través de muchos cambios.

Con M.C. sigo dos diferentes terapias durante dos años que poco a poco me alivian el dolor: reflexología podal y flores de Bach (que mejoran mi ansiedad).

El hecho de poder tener un contacto con alguien que cree, como yo, que no existen los imposibles me anima a proseguir con los cambios de manera más esperanzada.

08-11-02: Me compro un cojín en forma de cuña porque una terapeuta de la ACAF nos lo recomienda para el dolor que sentimos cuando estamos sentadas, pero es curioso que a mí me funcione en la posición contraria a la que va bien a las otras personas fibromiálgicas. Lo utilizo en el asiento del cine y en los viajes en coche. Aún con el cojín sólo resisto unos diez minutos aproximadamente sin dolor, luego he de levantarme.

14-11-02: Primera visita a un médico acupuntor. Esta es la tercera vez que inicio la acupuntura; en las dos anteriores no noté nada y lo dejé.

25-11-02: Hago la tercera sesión de acupuntura; empiezo a notar una muy pequeña mejoría y eso me anima a continuar.

26-11-02: Visito un neurólogo de Madrid que ha venido a un congreso a Barcelona. Es divertido, porque yo le explico mis males y él me explica los suyos; como los suyos son más graves que los míos, acabo consolándole y animándole.

01-12-02: Primera visita a una osteópata, que me dice que mis dolores dependen de mi nivel de consciencia, entonces yo no entiendo qué quiere decir y le pido que me lo explique, pero no lo hace. Ahora sé lo que quería decir, pero no entiendo por qué no me orientó.

Tras diversas sesiones, durante meses no mejoro, y como en las dos últimas visitas me practican sin éxito unas manipulaciones bastante dolorosas en el recto para enderezar el coxis, decido no volver.

05-12-02: Comienzo a tomar unas pastillas de espirulina, ya que dicen que va muy bien para la fibromialgia. Al cabo de algunos botes de espirulina no noto ninguna mejora y comienzo con el noni, que tampoco funciona.

24-12-02: El reumatólogo Dr. C.A. me receta nicotinamida y sufro problemas debido a los efectos secundarios.

Año 2003

17-01-03: El acupuntor me recomienda que coma algas (kombu, iziki, nori y wakame). También me aconseja el miso y el tofu fermentado. Todavía no he leído nada de macrobiótica.

He leído en un libro muy interesante que se llama *Curar el dolor* del Dr. Khelsa, que ha sido una buena guía para mí. He descubierto que existen, aparte de la homeopatía y las Flores de Bach, antinflamatorios naturales para el dolor, como:

1. Aceite de pescado (EPA)= ácido icosapentaenoico
2. Aceite de prímula u onagra (GLA)= ácido gammalinolénico.
3. Alfalfa (ALA)
4. Enzimas proteolíticas (para digerir las proteínas, ya que las personas fibromiálgicas no las digerimos bien).
5. Lecitina de soja
6. Antioxidantes con vitamina E, zinc y selenio.
7. Compuesto de vitamina B.
8. Minerales.
9. El té verde es antioxidante; puede substituir al café y es bueno para la fatiga.

Durante mucho tiempo tomé estos medicamentos naturales que fueron de ayuda para mí, junto al *Triptizol* (antidepresivo) y el *Orfidal* (somnífero), que eran mis dos muletas para continuar resistiendo. Probé el Hipérico, que se considera un antidepresivo natural, pero no me funcionó. Y el *Triptofan*, pero mi cuerpo dijo que no.

11-02-03: Visita de acupuntura con el Dr. P.T. Voy mejorando muy lentamente.

19-02-03: Visita con X.T., psicólogo del dolor crónico.

24-02-03: Visita de acupuntura con el Dr. P.T. Decidimos que será bueno hacer una visita cada dos semanas.

06-03-03: Visita con el Dr. V., digestólogo. Su tratamiento no mejora mi estreñimiento ni mis dolores abdominales.

09-04-03: Visita con X.T., psicólogo de dolor crónico.

14-05-03: Programa sobre la fibromialgia en la emisora de radio Onda Rambla. Es la primera vez que hablo en la radio. Participamos en el programa una reumatóloga, una compañera de la ACAF y yo.

23/24-05-03: Asistí al primer Simposium Internacional de Bioenergética y Terapias Vibracionales (mente y cuerpo). Fue una experiencia completamente nueva y muy interesante. Se me abrieron muchas puertas para adentrarme en un nuevo mundo y experimentar nuevas formas de curación, más completas y menos agresivas. Descubrí la física cuántica aplicada a cuerpo y mente, la terapia neural, la geobiología... Pero a pesar mío, no pude asistir a las ponencias de las tardes a causa del dolor y la fatiga.

04-06-03: Raspado higiénico por el odontólogo; tengo periodontitis, que afecta a las encías. Uso el producto macrobiótico *dentie,* que se compone de cenizas de berenjena y sal Este producto me lo ha recomendado el Dr. P.T., acupuntor. En dos años desaparece la periodontitis. Me habían dicho que era crónica, pero la macrobiótica hace 'milagros'.

09-07-03: Visita con X.T.,psicólogo de dolor crónico. Hasta este momento he visitado tres clínicas del dolor. Las dos primeras me proponen hacer una rizólisis (quemar las cabezas de los nervios que me producen un dolor insostenible); el tercer centro me recomienda seguir periódicamente unas sesiones de anestesia de dichos nervios. No me parecen buenas ninguna de estas soluciones; creo que tales tratamientos sólo me habrían causado más problemas y más dolor.

23-09-03: Visita al oftalmólogo; me dice que tengo un principio de cataratas.

Hoy una amiga de mi hermano, que es doctora endocrina, me explica su mejora de dolor de espalda gracias a la medicina ayurvédica; es la primera vez que oigo ese nombre. Pero ella ha tenido que viajar hasta una isla cerca de Malta; tal y como me encuentro no me siento capaz de viajar tan lejos, pero me apunto este nombre: 'medicina ayurvédica'.

30-10-03: Primera visita con el Dr. N. para hacer auriculoterapia. Me dice que tengo un problema en la vejiga de la orina. Al cabo de diversas sesiones no vuelvo, ya que no mejoro y es muy doloroso.

01-11-03: Visita con X.T. (psicólogo del dolor crónico)

26-11-03: Conferencia en el I.D. del psicólogo X.T. sobre dolor crónico. Salgo muy enfadada y decido no acudir nunca más a una conferencia sobre fibromialgia, ya que no dan ninguna esperanza.

Año 2004

23-02-04: Visita con el Dr. A.B., digestólogo. No hago las pruebas porque me parecen innecesarias, ya que para él, el colon irritable es crónico. He visto sufrir mucho a familiares, a quienes he acompañado para hacerse pruebas que luego no han sido de utilidad alguna. Ahora ya sé que no siempre es prioritario hacerse pruebas; es mucho mejor intentar solucionarlo con medicina alternativa.

04-05-04: Me dan un masaje; me produce un dolor tan espantoso que decido no dejar hacerme ninguno nunca más.

26-05-04: Primer día de Chi-kung (disciplina oriental que trabaja con el movimiento, la respiración y la recirculación de la energía interna).

28-06-04: Me voy un fin de semana cerca de Banyoles para seguir un curso de armonización de energías impartido por A.D., profesora de *pranic healer* de Nueva Delhi. Este curso no me ayudó.

29-07-04: Me hacen un estudio del iris de los ojos, el RAYID, que me da información para conocerme a mí misma.

Después de leer el libro de la Dra. Hulda R. Clark *The cure for all deseases* comienzo a utilizar productos para la higiene del cuerpo y de la casa que sean lo más naturales: sin propil, metil, paraben… También guardo los alimentos en recipientes de cristal, cocino en cazuelas de acero inoxidables y de cristal preparadas para el fuego, no utilizo el aluminio…

Empiezo a encontrarme mejor y escribo un correo electrónico a una chica fibromiálgica que vive en Navarra para explicarle lo que estoy haciendo.

27-10-04: Comienzo a practicar relajaciones y

meditaciones cada semana.

01-12-04: Asisto por primera vez a clases de COCINA MACROBIÓTICA, que se imparten cada dos semanas. Esta alimentación me la recomendó el Dr. P.T., acupuntor. Actualmente sigo con esta forma de alimentación, debido a los múltiples beneficios que conlleva.

13-12-04: Odontólogo; higiene y raspado (periodontitis).

30-12-04: Dr. J.A., podólogo del I.D. Tengo dolor en el pie izquierdo. Me hacen unas plantillas que no me van bien.

Los pintores me hacen unos repasos en casa y busco pintura ecológica.

04-12-04: Escribo unas notas para reflexionar sobre las cosas que no he hecho bien:

- Aceptar las opiniones de los padres sin cuestionarlas
- Negarme a mí misma para seguir la voluntad de los demás.
- No cuidarme cuando lo necesitaba, diciéndome que ya llegaría el día en que lo podría hacer.
- Callar para no tener discusiones.
- Aceptar condiciones desfavorables para mí.
- Aceptar el no disponer de economía separada para evitar conflictos.
- No sentirme capaz de ser más independiente.
- He tenido miedo de reivindicar mis prioridades y mis gustos.
- En mi profesión no me he hecho valorar.
- No he sabido hacerme respetar.

Año 2005

10-01-05: A partir de ahora acudo una vez al mes con el Dr. P.T. para hacer acupuntura.

19-01-05: Siento la necesidad de hacer alguna cosa para ayudar a personas fuera de mi entorno familiar. Propongo a la fundación de ayuda para combatir el estrés, en donde colaboro, que hagamos un proyecto para las mujeres inmigrantes, que soportan mucha tensión en sus vidas. Ponemos el proyecto en marcha y sale bien.

22-01-05: Siento la necesidad de encontrar en la vida algo que me ilusione. Deseo recuperar la alegría.

23-01-05: Durante todo el proceso de fibromialgia pido que llegue el día en el que pueda decir que todo ha sido una pesadilla. Ahora comienza a desaparecer algún síntoma. Sigo meditando. Hago una lista de todos mis males y los voy borrando...

09-02-05: Imparto una sesión de relajación a un grupo de la fundación en la que colaboro.

10-02-05: Primer día de un curso semanal de teoría y práctica de macrobiótica.

12-02-05: YA NO TENGO INSOMNIO. Dejo el Orfidal.

22-02-05: Visita al oftalmólogo. No me aumentan las dioptrías y las cataratas no empeoran. Cuatro años más tarde se me reducen las dioptrías: ½ dioptría menos de lejos y ½ dioptría menos de cerca.

25-02-05: DESAPARICIÓN DEL SÍNDROME DE COLON IRRITABLE, gracias a la macrobiótica.

12-04-05: Primera visita al osteópata R.P. A partir de este momento, estas visitas son cada dos semanas.

13-04-05: Primera visita de una serie durante un año con E.M., psicóloga evolutiva.

22-04-05: Primera visita con la Dra. M.N., de biomedicina (medicina que potencia los mecanismos naturales de regulación del organismo hacia la salud). Inicio la terapia neural. Las visitas serán cada cuatro meses.

En un día de esta primavera decido escribir este libro.

En una de las clases teóricas de macrobiótica nos explican que la primavera es la estación adecuada para iniciar proyectos nuevos de cualquier tipo, ya que es el período del año en el que la persona disfruta de más creatividad, de más impulso, como la naturaleza. Una detrás de otra, cada alumna dice su posible proyecto Cuando llega mi turno, de manera muy espontánea, le digo que yo deseo comenzar a escribir este libro como agradecimiento por mi gran mejora, después de cinco años de enfermedad. Fue el trabajo de un año, de primavera a primavera.

17-05-05: Primer día de una nueva serie de sesiones de reflexoterapia con J.M

20-05-05: Visita a un bioodontólogo (para programar la extracción de dos piezas dentales). Hay una relación entre la boca y el resto del cuerpo (campos interferentes). Lo explico en el capítulo 5 (en el apartado que dedico a la terapia neural).

23-05-05: Hoy he puesto en práctica lo que explica el libro *Cómo decir NO sin sentirse culpable*, de C.Hatch y P. Breitman. Lo tenía que haber hecho antes; me ha costado una bronquitis no decidirme, pero ahora me siento bien. He dicho NO a un trabajo que no me convenía ni me hacía feliz. Ha sido un acto de poder.

Si pensamos, sentimos y actuamos de manera alineada, no entraremos nunca en conflicto.

06-06-05: Higiene odontológica y raspado. Mejoro mucho de la periodontitis gracias al *dentie* (producto macrobiótico compuesto de cenizas de berenjena y sal).

15-06-05: Visita al bioodontólogo. Extracción de la primera muela.

30-06-05: Primera visita de medicina cuántica con biorresonancia con el Dr. J.A. Hago una sesión al mes durante seis meses.

24-10-05: Empiezo shiatsu. En esta primera visita siento mucho dolor en unos cuantos puntos por la presión, pero en las visitas siguientes el dolor ya no es tan fuerte. En las últimas sesiones ya no siento casi nada de dolor a la presión.

06-11-05: Visita a un médico hindú de medicina ayurvédica, el Dr. S.J. Me dice que estoy sana y yo me siento muy bien al escucharlo.

21-11-05: Primera visita a la Dra. C.L. para iniciar unas sesiones del sistema del Dr. Tomatis.

Año 2006

Del 17 al 22-02-06: Voy a Tenerife para estar con mi hijo Ferran, que ahora vive allí. Me dedico a escribir el libro tanto como puedo. Conozco a la presidenta de la Asociación de Afectados de Fibromialgia. Al cabo de unos días me pregunta si el Día Internacional de la Fibromialgia (12-05-06) podré dar una conferencia para los asociados y le digo que sí.

27-04-06: El terapeuta de shiatsu, opina que estoy curada en un 80%. Ha mejorado el dolor del coxis, puedo aguantar sentada toda una película.

04-05-06: R.P., terapeuta de osteopatía, opina también que estoy curada en un 80%.

08-05-06: La Dra. M.N., de biomedicina, opina que si no siento dolor y estoy contenta YA NO TENGO FIBROMIALGIA, pero que he de ser prudente con la alimentación y el estilo de vida.

12-05-06: Tenerife. Día Internacional de la Fibromialgia.

- 17.30hs- Salgo en la TV Canaria, canal ONDA NUEVA TENERIFE. Primero una entrevista y luego un fragmento de la conferencia. Son 25 minutos.

- 18.00hs- Hago una conferencia para AS.EN.FI (Asociación de Enfermos de Fibromialgia de Tenerife). ¡Todo fue muy bien! (tenía un poco de miedo).

07-06-06: Doy el libro a corregir. Ya no tengo ninguno de los síntomas de la fibromialgia y me siento feliz. La Dra. M.N. me dice que estoy "asintomática", pero también me recuerda que he de ser consciente de todos los aspectos de mi vida para no recaer:

- No caer en el estrés. Afrontar las dificultades.

- La relación con el entorno.

- Vigilar lo que como.

Comienzo una nueva etapa en mi vida.

4
MEDICINA DE OCCIDENTE
MEDICINA DE ORIENTE

Con la medicina alopática eres pasivo (paciente) y los medicamentos tienen efectos colaterales.

Con la medicina holística eres activo; tú haces los cambios necesarios. No hay efectos secundarios.

Todavía ahora, después de diversos años con la enfermedad y habiendo recuperado la salud (febrero del 2006), encuentro médicos que me dicen que la fibromialgia es un cajón de sastre. ¿Cómo se atreven a decirme esto? El problema que tiene la medicina es que no sabe resolver esta enfermedad y pone este escudo como excusa. Si dicen que la fibromialgia no es una enfermedad, no tienen ninguna responsabilidad hacia ella.

Los que sí admiten la enfermedad, la consideran incurable o crónica, y con esta etiqueta también se desentienden. La responsabilidad del médico que dice que no se puede curar es muy grande, ya que con este planteamiento lleva a mucha gente a la desesperación. Sería bueno que los médicos se abriesen a nuevos conocimientos, ya desde la universidad, en tratamientos naturales (con especial atención a la alimentación) y psico-emocionales (homeopatía, Flores de Bach, acupuntura, shiatsu, etc), con una visión más integral del ser humano. También, respecto a la documentación escrita sobre esta enfermedad, estaría bien que no la calificasen como crónica a partir de la opinión médica, sino que convendría que diversificaran sus fuentes de información y suprimieran la palabra *crónica*, ya que no siempre es así.

El mes de Febrero de 2006 estuve una semana en Tenerife y hablé con la presidenta de la asociación de fibromialgia de esta isla, y me explicó que ya eran doce las mujeres afectadas por la enfermedad que se han suicidado durante aquel año. Todas eran jóvenes; tenían alrededor de treinta años.

Es lógico que, a causa de los dolores constantes y el resto de sintomatología, estas enfermas no se vieran capaces de soportar toda una vida así. Es una lástima que les faltara la información de que hay personas que se han curado.

La presidenta también me explicó una anécdota curiosa: un señor le preguntó si la fibromialgia era crónica y ella, como no conocía a nadie que la hubiera superado, le dijo que sí. El personaje, al día siguiente, dejó a su mujer, que padecía fibromialgia.

MEDICINA DE OCCIDENTE

Gran parte del enfoque actual es fundamentalmente del modelo newtoniano que entiende la medicina como si el ser humano fuera una máquina compleja: el cerebro un ordenador, el corazón una bomba, el riñón un filtro...

Para Newton, el universo era también una máquina. Esta visión mecanicista nos ha considerado muy superficiales y bajo un aspecto material o físico. Creo que todo el mundo siente que el ser humano es algo más que una máquina sofisticada compuesta por una suma de las partes; que existe algo más que da vida y alma a nuestro ser. Este factor que nos permite estar vivos es la energía o fuerza vital.

Se ha incorporado a la medicina la opinión de otro físico, Albert Einstein, que estableció la relación entre materia y energía ($E = m \times c^2$) como una expresión dual de una misma sustancia universal. Einstein afirma que los seres humanos, además de materia, son también energía, y que nuestra complejidad va más allá de la forma física visible a nuestros ojos. Esta parte energética está formada por nuestros pensamientos y nuestras emociones... Si somos conscientes que además del cuerpo físico tenemos un cuerpo energético, se nos abre un camino para conocernos mejor a través de las terapias y las medicinas energéticas, que nos acercan a la esencia.

Actualmente ya se sabe, y es innegable, que cuerpo y mente se encuentran vinculados profundamente. Los estudios médicos comparativos desde la década de los 70 dan resultados positivos, estadísticamente, en referencia a la influencia de la mente y la actividad en nuestro estado de salud físico.

Las nuevas técnicas de imagen cerebral y la relación entre la química de diversos neurotransmisores con los estados de ánimo han hecho que esta era de la informática haya sido definitiva para entrar en el camino de la química cerebral. Dicha química cerebral se vincula con los estados de conciencia gracias a la aplicación de la física cuántica y las biomatemáticas avanzadas. Es en el mundo de la energía subatómica donde se une el mundo de la mente y del cuerpo humano.

Es una lástima que la medicina no considere la energía del ser humano; cree en la energía cuando se manifiesta una enfermedad o trastorno, pero no cree en ella antes de que se manifieste.

La medicina del sigo XXI requiere de un amplio trabajo para entender el concepto de 'hombre energía', de 'hombre vibración'. Esto será el futuro de la investigación biomédica.

LA MEDICINA ALOPÁTICA

La medicina alopática alivia o enmascara los síntomas; el origen de las enfermedades se encuentra en nuestros actos por ley de recurrencia y por ley de causa – efecto.

Nuestra ignorancia respecto a las causas de la enfermedad hace que dependamos de los demás para curarnos. Se ha avanzado mucho en cirugía y en tecnología para hacer diagnósticos médicos, pero la medicina continua sin conocer la causa de muchas enfermedades.

Falta desarrollo espiritual, pero no una espiritualidad asociada a las religiones, cargada de normas, conceptos predeterminados y dogmas, sino un conocimiento libre del aspecto espiritual dentro del hombre. Cuando la enfermedad aparece en el cuerpo físico, ya ha hecho su curso en los otros cuerpos. Algunas medicinas alternativas ya lo reconocen y saben que cuando el cuerpo físico muestra síntomas de enfermedad también están enfermos el cuerpo energético, el emocional y el mental. La mala canalización de las impresiones a través del pensamiento y de las emociones se traduce en posturas corporales y comporta una tensión acumulada en la musculatura del cuerpo, que se hace muy evidente en la musculatura paravertebral, en el trapecio, en el musculo esternocleidomastoideo, y en todos los músculos principales del cuerpo. Un bloqueo inmoviliza la musculatura por contracción inconsciente, lo cual se traduce en dolores generalizados que pueden ser más o menos intensos. Cuando la mala canalización de estas energías es habitual, las enfermedades se hacen crónicas si desconocen sus causas. Este es el caso de la fibromialgia y del síndrome de fatiga crónica.

La enfermedad no aparece por casualidad; cada uno es el hijo de sus obras. Somos emisores y receptores de las energías que nos rodean, de las energías que nos llegan y de las que enviamos. Por tanto, la causa de desequilibrio se encuentra en nosotros. Pero por suerte, la enfermedad es la medicina del alma, ya que nos permite, si hay comprensión, un cambio psicológico. Es un estímulo para el despertar de la consciencia. Si la vida se plantea desde otra perspectiva, la consciencia toma nota de la experiencia y transforma la vida.

La enfermedad es un punto de inflexión; la comprensión de lo que estamos viviendo es lo más importante.

Es mejor no quejarse, no culpabilizar a los otros ni el entorno y mirar de entender cuál ha sido la causa. Preguntarse: ¿qué pienso?, ¿qué siento?, ¿qué hago?; y seguidamente: ¿en qué me equivoco?, ¿cómo me relaciono con los demás, conmigo mismo y con el medio? Y por último, ¿cómo me alimento?

Gran parte de las causas de la enfermedad las ha generado uno mismo; por tanto, hasta cierto punto, cada uno se la merece. Pero, de la misma manera que uno mismo ha generado las causas para estar enfermo, uno puede generar nuevas circunstancias para sanarse.

Una medicina completa tendría que relacionar cuerpo, alma y espíritu y poder dar las pautas del cambio.

Si hay reflexión y comprensión de la enfermedad se pueden generar nuevas circunstancias, pero estas siempre requieren necesariamente de un esfuerzo; poniendo en práctica un acto de poder, nuestra vida puede cambiar de condición y de dirección. A veces, una pequeña decisión puede ser de gran importancia para ir hacia la salud.

La ignorancia de las causas

El origen de toda enfermedad es una dieta equivocada; una respiración deficiente; falta de ejercicio que lubrique las articulaciones, conserve las arterias y los músculos elásticos, tonifique los órganos y el sistema nervioso; falta de relajación física y mental; una actitud mental negativa; un medio ambiente deteriorado; y una forma de vida caracterizada por malos hábitos, entre otros.

El origen de muchos problemas que nos persiguen cada día es que queremos hacer más de lo que podemos. Hemos de ser capaces de simplificar nuestra vida en una sociedad tan consumista como la occidental; con una gran fuerza de voluntad y con la fortaleza necesaria para prescindir de todo lo que es superficial en nuestras vidas.

Industria Farmacéutica

Aunque la ciencia da la razón a la importancia de alimentarse, medicarse y tratar las enfermedades de una forma natural (a partir de los últimos descubrimientos relativos a la circulación de la energía), las legislaciones, demasiado unidas a la medicina convencional, pretenden desvirtuar el mundo de los productos naturales con la intención de hacerlos desaparecer para continuar con las recetas de complejos químicos sintéticos, para el beneficio de la industria farmacéutica.

La industria farmacéutica se encuentra en una gran crisis de valores. Si un medicamento es peligroso les da lo mismo; ya se descubrirá más adelante, como en el caso del antinflamatorio *Vioxx*, que yo tomé durante mucho tiempo y que después fue retirado del mercado con 4200 denuncias en los EEUU y con más de 7000 afectados porque multiplicaba el riesgo de padecer infartos y derrames cerebrales. Además, la industria farmacéutica crea nuevas necesidades allí donde no hay por intereses comerciales.

El excesivo consumo de medicamentos tiene sus

consecuencias, como la hospitalización a causa de efectos indeseables: un 10% de pacientes hospitalizados y dos veces más muertos que por accidentes en carretera. ('El gran secreto de la industria farmacéutica' de Philippe Pignarre, revista *The Ecologist*, oct., nov., dic. 2005, pág.60).

Nos han enseñado a confiar en los expertos y a delegar nuestro poder. Actualmente la industria farmacéutica se aprovecha del saber ancestral, como por ejemplo de las plantas de poder que utilizan las tribus amazónicas, pero por otro lado denigran a estas tribus y acusan sus prácticas de brujería.

SALUD ESPIRITUAL

Todo el mundo se preocupa por la salud del cuerpo, pero nadie se preocupa por la salud del alma. Y eso, a pesar de que la salud física está siempre subordinada a la salud espiritual.

La modernidad ha dado la espalda a la trascendencia; ha creado un gran vacío en el interior de los hombres, que sienten la necesidad de llenarlo con lo que se pueda. La ciencia y la técnica ofrecen la ilusión de satisfacer este vacío

No sirve de nada cambiar por energías limpias las contaminantes si no empezamos por limpiar el alma. Sería conveniente plantearnos no solamente lo que hemos de hacer, sino también lo que hemos de dejar de hacer.

No sirve de nada la comida biológica, macrobiótica,... si de nuestras bocas salen críticas, maldiciones, insultos... porque es más importante lo que sale de nuestra boca que no lo que entra.

Las medicinas tradicionales, al depender de unos principios superiores, se basan en que impere la armonía y afirman que cada parte solamente puede encontrar su sentido en la medida en que forma parte de la Unidad del ser humano

Paracelso, médico suizo del s.XVI, dijo: "Somos un microcosmos (hombre) dentro de un macrocosmos (universo)." A su vez, el ser humano es un macrocosmos en relación a los microcosmos que lo constituyen. Por ejemplo, una célula constituye su microcosmos, y, a un nivel todavía más pequeño, el electrón gira alrededor de un núcleo como un planeta gira alrededor de su sol...

Somos una totalidad formada por multitud de partes totalmente interrelacionadas con el entorno y con el universo.

Mi enfermedad ha pasado por diversos tratamientos dentro de la medicina holística; he tenido gran variedad de experiencias.

Medicina occidental natural y terapias:
- Biomedicina (terapia neural)
- Homeopatía
- Flores de Bach
- Bioodontología
- Medicina cuántica
- Osteopatía
- Reflexología podal

Medicina oriental y terapias:
- Shiatsu
- Acupuntura
- Macrobiótica
- Medicina Ayurvédica

LA MEDICINA DE ORIENTE

Desde la medicina oriental, cada ser humano nace con uno de los órganos vitales algo más débil. En el caso de las personas afectadas de fibromialgia, su órgano más débil,casi siempre, es el hígado.

Según el fundador de la medicina china, Huang-Ti, la única ley para la salud del hombre tiene dos postulados:

1. Tener exactitud en el comer y beber

2. Tener constancia para seguir una regla de vida.

Según Georges Ohsawa, impulsor de la macrobiótica en Occidente, la moderación, la simplicidad, el amor a la naturaleza, la generosidad, la paciencia, la constancia, el ahorro, el humor y la paz son las reglas de la vida sana.

Definición del hombre sano según Georges Ohsawa.

1. No se fatiga.
2. Duerme bien.
3. Tiene un buen apetito.
4. Tiene buena memoria.
5. Tiene buen humor
6. Es dulce.

El libro *Tao Te King* de Lao Tse, filósofo de la libertad nacido 600 años a. de J.C., nos dice:

- No hay más grande error que consentir los deseos.
- No hay mayor desgracia que ser insaciables.
- No hay mayor vicio que ser codicioso.
- Quien sabe contentarse siempre está satisfecho.

Según Deepak Chopra, el médico impulsor de la medicina integral (de cuerpo y mente), una vida saludable requiere lo siguiente:

- Alimentos frescos.
- Agua y aire puros.
- Luz solar.
- Ejercicio moderado.
- Respiración equilibrada.
- Conducta no violenta y respeto por la vida.
- Emociones positivas y amorosas; libre expresión de las emociones.

Las medicinas tradicionales tienen en cuenta lo que se ve y lo que no se ve y tratan al enfermo en un contexto integral, mientras que la medicina científica, dirigida en gran parte por las empresas farmacéuticas, solamente se ocupa de partes del cuerpo, atiende solamente los síntomas pero no las causas. Ojalá pudiésemos unir lo mejor de cada una y hacerlas complementarias en lugar de opuestas.

El preámbulo de la carta de la Organización Mundial de la Salud dice: "La salud es un estado de bienestar físico, mental y social, y no simplemente la ausencia de enfermedades y trastornos".

La comprensión oriental de la buena salud es similar; pone énfasis en la interrelación armónica entre la mente y el cuerpo, así como entre la vida y el medioambiente. Las enfermedades tienden a surgir cuando este delicado equilibrio se rompe. Pone énfasis en el poder espiritual y en el sentido de propósito o misión en la vida, basado en la acción misericordiosa hacia los otros.

La persona verdaderamente sana no solamente genera valor ante la más severa adversidad, como puede ser una enfermedad, sino que forja una oportunidad para su crecimiento personal hacia el proceso de autorrealización.

La persona que entiende su enfermedad y que persevera a través de ella conseguirá una mayor profundidad, poder y grandeza en la vida.

El budismo sostiene que la buena salud está dentro del proceso de la autorrealización y busca curar mediante una reorientación fundamental del estilo de vida y del concepto que tiene la persona de la vida.

La fuerza vital, al lado de la esperanza, el coraje y el sentido de la misión de la vida, son las herramientas necesarias. La más valiosa de las misiones es la del *Boddhisattva de compasión* (término budista para nombrar un hombre santo), que es la vida de misericordia altruista dedicada al bienestar de todas las personas. Este tipo de misión hace que delante de los problemas se genere un impulso para un mayor desarrollo que sirva de ejemplo a los demás y los ayude a aliviar su sufrimiento

Medicinas orientales orientadas a desbloquear la energía

La Medicina Tradicional China es una medicina biológica

integral, como la Japonesa y la Tibetana. Se fundamenta en el hecho de que es posible la transferencia de energía vital tanto entre los diversos órganos del cuerpo como entre los seres humanos. Esto hasta ahora no tenía explicación científica, pero un grupo de científicos de EEUU y de Rusia afirman que este fenómeno se fundamenta en el proceso cuántico llamado 'efecto túnel', que permite que la energía circule libremente a lo largo del cuerpo a través de las cadenas moleculares de proteínas. Hoy la física cuántica declara que la naturaleza de la realidad es ondulatoria-corpuscular; es decir, que puede ser a la vez onda y partícula, energía y materia.

Esta Medicina Tradicional China (y también la Medicina Ayurvédica Hindú) se fundamenta en la ley de los cinco elementos (cuatro elementos cardinales y uno central): la madera, el fuego, el metal, el agua y la tierra.

Estos elementos son similares a los de la alquimia occidental (fuego, aire, tierra, agua y éter), que también tienen su réplica en la mayoría de las civilizaciones arcaicas, como la de los griegos, los aztecas o los mayas.

Las cinco parejas de órganos principales resuenan en la frecuencia vibratoria de estos elementos: madera, fuego, tierra, metal y agua.

El hígado y la vesícula biliar (que son los órganos directamente asociados a la fibromialgia, ya que son, entre otros, los responsables del buen funcionamiento de la musculatura, los ligamentos y los tendones, etc.) resuenan con la madera; el corazón y el intestino delgado relacionados con la temperatura y la circulación de la sangre, con el fuego; el bazo y el páncreas, junto con el estómago, con la tierra; los pulmones y el intestino grueso, con el metal; y los riñones y la vejiga, con el agua.

La energía vital se transfiere de unos órganos a los otros en círculos diarios y estacionales (*ver, en la página 106, el apartado* "Existe un ritmo en los órganos de nuestro cuerpo: el ciclo diario").

Así, la actividad del hígado y de la vesícula biliar predomina en la primavera y en el amanecer; después vamos hacia la frecuencia del corazón y del intestino delgado, que resuenan en el verano y al mediodía; a través de ellos llegamos al bazo / páncreas y el estómago, que predominan al final del verano y en la tarde; los pulmones y el intestino grueso predominan en el otoño y al atardecer; y finalmente los riñones y la vejiga prevalecen en el invierno y por la noche... Donde acaba un círculo empieza el otro.

La circulación de esta energía se denomina 'ley de los cinco elementos'; hay que decir que es la base de gran parte de las terapias y medicinas alternativas que hoy se aplican en el mundo. Es también el caso de las técnicas terapéuticas tan importantes como la acupuntura, el chi-kung, el tai-chi, el shiatsu o la kinesiología aplicada. Además, es la misma ley que se utiliza en el feng-shui, o arte de equilibrar el flujo de la energía en la arquitectura; en la misma ley se basa también la Medicina Ayurvédica Hindú.

En mi proceso he experimentado los beneficios derivados de la aplicación de estas terapias orientales, junto con las occidentales como la homeopatía y las Flores de Bach, entre otras.

Los beneficios de estas medicinas no se tendrían que menospreciar nunca, por una sencilla razón de peso: funcionan. Por tanto, negar la evidencia de millones de personas que aseguran haberse beneficiado no tiene sentido.

Los canales por los que la energía circula de unos órganos a los otros son los llamado meridianos, que en algunos lugares se manifiestan cerca de la piel, cosa que permite actuar sobre los mismos con agujas de acupuntura y con la presión de los dedos (en el caso del shiatsu), y eso hace posible regular la energía vital, o *Chi*, según los ritmos horarios y estacionales.

Según la medicina oriental la enfermedad se manifiesta a causa de un desequilibrio en la transferencia de la energía de unos órganos a otros; es decir, cuando la energía se estanca en un órgano y no llega al siguiente.

Hasta ahora la idea de transferencia de energía de unas partes del cuerpo a las otras estaba muy ligada, en la medicina occidental, a las pequeñas cantidades de electricidad que circulan por los músculos, las neuronas, los cables del sistema nervioso y las moléculas de ATP (almacén de energía química), pero no se consideraba nada similar a unos canales por los que la energía recorría el organismo.

La constatación vendría de manos de los médicos R. Voll, alemán, y J. Tiller, de los EEUU, que crearon unos aparatos electrónicos capaces de medir la diferente resistencia eléctrica de la piel en los puntos de acupuntura.

Posteriormente Konstantin Korotkov desarrollaría en Rusia el sistema de bioelectrografía GDV, que permite medir los fotones y electrones de la superficie de la piel y de sus parámetros cuánticos (abril de 2002).

El Gobierno de los EEUU, sabiendo que el número de consultas de medicina alternativa ya había superado la cantidad de consultas a la seguridad social, empezó a intervenir para regular la situación.

En el año 2000, la FDA aprobó una versión avanzada del aparato de Voll llamado *Meridian Stress Assessment-21* y también se desarrolló un protocolo para diferenciar las personas enfermas de las sanas con equipos de GDV para la medición del campo de energía humana. El potencial fue aprobado por el NIH. En abril de 2002 se reunieron en Maryland científicos de América del Norte y Rusia para establecer los procedimientos.

En 2004 los investigadores Konstantin Korotkov, Berney Williams y Leonard A. Wisneski escribieron un artículo científico: *Mecanismos biofísicos de transferencia de energía en los sistemas vivos; la base de los procesos de la vida.* Un texto esclarecedor que integra las nociones de energía de Oriente y Occidente y que da explicaciones del fenómeno llamado 'vida'. Este artículo dice que la fuente de energía para la existencia de la vida en la Tierra está en los fotones solares. Gracias a la propiedad de las plantas verdes de captar fotones del sol, los electrones consiguen un estado de excitación o de mayor energía; y los electrones existentes, cargados de fotones, son el depósito principal de energía libre en los procesos biológicos. Estos electrones llegan de las plantas a los seres humanos mediante la cadena alimenticia y, una vez se encuentran dentro del cuerpo, circulan libremente por los complejos moleculares de las proteínas. Y la energía fotónica se convierte en energía química mediante el proceso de creación del ATP, que suministra energía para el funcionamiento del cuerpo humano donde se necesite.

Este tipo de electrón se llama 'electrón *phi*'. Su misión es acumular la energía del sol; por eso son llamados 'los electrones de la vida', ya que proveen a los seres vivos de toda energía que necesiten.

La noción de transferencia de energía característica de la medicina de Oriente puede asociarse con el transporte de electrones excitados a través de complejas moléculas proteicas.

Para crear materia orgánica, y por tanto vida:

1. Se necesita la clorofila de la planta, que es el elemento madera.
2. La madera es la encargada de recoger los fotones de la luz (fuego)…
3. …y capturar los electrones representados por el metal (conductor de electrones).
4. Estos electrones son producidos por el agua que absorbe la planta.
5. La planta recoge también elementos químicos de la tierra y del aire.
6. Utilizando la energía de los fotones, la planta crea materia orgánica, que es la madera, y oxígeno. Así se cierra el círculo.

Este es un proceso anabólico, según la química, o 'generador', según la medicina china.

El proceso inverso sucede cuando:

1. La materia orgánica, la madera, arde.
2. Libera fotones, la luz del fuego.
3. Entrega las cenizas a la tierra.
4. Desprende electrones (metal) en forma de iones y anhídrido carbónico al aire…
5. …y vapor de agua a la atmósfera.

El hombre se encuentra en el vértice de la pirámide de la vida orgánica; en la base hay vegetales que capturan la luz. Para subsistir, el ser humano necesita alimentarse de vegetales, para poder asimilar la luz.

Cuando comemos fruta y verdura fresca nos estamos alimentando literalmente de luz, de fotones en su estado más puro y abundante. Pero, al procesar los alimentos, los fotones se van degradando, y la riqueza de la luz que contienen disminuye. Cuanto más procesados y elaborados, cuanto más los combinamos con aditivos (potenciadores químicos del sabor, conservantes, colorantes químicos), más pierden sus propiedades lumínicas originales.

Así pues, la vida se forma a partir de la luz solar. La materia orgánica vegetal no es más que un conjunto de moléculas especializadas en capturar, transportar y almacenar luz que las crea.

Existe un ritmo en los órganos de nuestro cuerpo: el ciclo diario

De 1 a 3 de la madrugada es el periodo del **hígado**. Siempre se ha dicho que el descanso es bueno para el hígado. Solamente durmiendo, el hígado se puede regenerar y cumplir su principal función, que es la desintoxicación. De 1 a 3 de la madrugada es el periodo en que el hígado necesita más reposo y calor. Si estamos en la cama en estos momentos, tendremos el descanso y el calor. **Es el órgano más afectado en la fibromialgia.**

De 3 a 5 de la madrugada: **pulmones**. Si nos despertamos dentro de este horario podría ser la señal de que los pulmones no están muy bien.

De 5 a 7 de la madrugada: **intestino grueso**; el alimento pasa a través suyo aproximadamente durante 20 horas. Puede ser una ayuda para él, en casos de estreñimiento, tomar una sopa de miso o un té verde dentro de este horario, si estamos despiertos.

De 7 a 9 de la mañana: **estómago**. Está preparado en este período para recibir comida. Par no tener estrés es bueno poner el despertador un poco antes y tener tiempo para prepararse un almuerzo equilibrado y nutritivo.

De 9 a 11 de la mañana: **bazo y páncreas**. Durante este período es bueno no tomar nada dulce, porque provoca mal humor y nerviosismo.

De 11 de la mañana a 1 de la tarde: **corazón**. Es mejor no comer nada.

De 1 a 3 de la tarde: **intestino delgado**. El alimento pasa a través suyo aproximadamente durante dos horas. Dentro de este horario necesitamos comer y descansar, ya que el cuerpo lo requiere.

De 3 a 5 de la tarde: **vejiga de la orina**. Es bueno que las personas con fibromialgia tomen una infusión, por ejemplo de té verde.

De 5 a 7 de la tarde: **riñones**. Dentro de este horario es bueno tomar líquidos. Después mejor evitarlos.

De 7 a 9 de la noche: **circulación**. Es bueno llevar a los niños pequeños a dormir dentro de este horario.

De 9 a 11 de la noche: **acumulación general de energía** (síndrome de fatiga crónica). Si durante estas dos horas se tiene la sensación de frío nos indica que hay un desequilibrio físico o psíquico. Debería ser el momento del día con más energía; si no es así, significa que padecemos un desequilibrio.

De 11 de la noche a 1 de la madrugada: **vesícula biliar**. Si nos despertamos en este período hemos de vigilar el funcionamiento del hígado y de la vesícula. Es bueno renunciar a las comidas con grasas para cenar. Trabajar de noche empeora los problemas de la vesícula y del hígado, porque no pueden recuperarse.

AYURVEDA

Ayurveda es una forma de medicina reconocida mundialmente por la Organización Mundial de la Salud (OMS), por la Organización Europea de Medicinas Complementarias (EHPA) y por el Centro de Medicinas Alternativas y Complementarias de EUA (NCCAM) y por todos los gobiernos del mundo como la primera medicina alternativa, por su valor terapéutico y por ser la promotora de la salud interna y la belleza externa de todo ser humano.

A través de los años, el ayurveda tuvo una fuerte influencia en la antigua Grecia en Occidente y en la medicina china tibetana, nepalesa, birmana tailandesa y de Sri Lanka en Oriente. Nuestro mundo actual, en este nuevo milenio, necesitará las artes naturales de la curación más que nunca. La espiritualidad y el equilibrio natural serán las herramientas vitales para nuestra felicidad en un futuro inmediato.

Ayurveda es el nombre sánscrito que recibe la ciencia de la vida y el arte de la curación. *Ayur* = longevidad; *Veda* = ciencia ('ciencia de la longevidad'). El cuerpo, la mente y el espíritu tienen la misma importancia y cada uno de nosotros nos hemos de responsabilizar para encontrar el equilibrio de estos tres elementos. Así podremos mantener la salud de manera permanente.

Ayurveda es el primer sistema holístico que estudia el cuerpo, la mente y las emociones de las personas para diagnosticar las enfermedades. Trata los factores que las causan y no sólo los síntomas. Utiliza tratamientos totalmente naturales.

Según dicha medicina, cada uno de nosotros nace con una constitución única y determinada por las energías vitales del cuerpo o *doshas*, que se llaman *Vata* (gas), *Pitta* (ácido) y *Kappa* (mucus). En la relación entre estas energías y nuestra constitución se desarrollan nuestras funciones corporales. Cuanto más equilibradas estén *Vata* (movimiento), *Pitta* (metabolismo) y *kappa* (masa corporal), más defensas tendremos ante cualquier enfermedad.

Cada persona es una combinación de las tres *doshas*, y tiene una tendencia predominante hacia una u otra. Leyendo las características de cada *dosha*, cada uno puede ver claramente cuál es la suya. Esto nos orienta en la elección de la alimentación, los sabores que nos benefician, los ejercicios adecuados, las terapias que nos convienen para encontrar el equilibrio.

Hace más de 8000 años en el Himalaya, hubo un importante encuentro de científicos de todas las ciencias y conocimientos que crearon un sistema médico holístico para curar y prevenir las enfermedades de la humanidad; a esta nueva ciencia se la llamó *Medicina Ayurvédica* o *Ciencia de la Vida*.

La práctica de esta ciencia está dirigida a promover la felicidad, la salud y la creatividad.

Tuvo su origen en la India y su concepto básico es que la persona tiene la capacidad de autocurarse.

Los principales postulados del ayurveda son:

- Existe una equivalencia entre el universo o macrocosmos y la persona o microcosmos.

- Toda experiencia positiva o negativa a escala corporal tiene un efecto sobre la mente y viceversa.

- Así como la verdad es infinita y única para cada persona, los tratamientos posibles son infinitos y específicos para cada uno de nosotros.

- La mejor medicina es la que cura al enfermo.

- Todo alimento es remedio y cada remedio es alimento.

- Si algo no se puede comer, tampoco se puede aplicar sobre la piel.

- Los excesos (demasiada comida, demasiado trabajo, demasiados deseos…) conducen a la enfermedad.

- Hay diferentes tipos de respiración (*pranayama*), según la constitución de la persona (*Vata, Pitta, Kappa*). Es decir, cada persona ha de encontrar la respiración adecuada para que sea beneficiosa para su salud.

Su base filosófica se rige por la 'teoría de los cinco elementos' (éter, aire, fuego, agua y tierra), o los tres tipos corporales, los siete *dhatus* o tejidos, los tres *malas* o productos de excreción, y la trinidad de la vida confirmada por cuerpo, mente y espíritu.

Creo que la filosofía ayurvédica es eficaz para la fibromialgia y la fatiga crónica; también para todas las enfermedades comunes y para las que parece que no tienen curación, como la psoriasis, vitíligo, artritis, hipertensión, hernia de hiato, colesterol, diabetes, asma, depresión, epilepsia… entre muchas otras. También sirve como tratamiento de prevención de la menopausia, e incluye tratamientos de belleza natural para el cabello, la cara y el cuerpo. En cuanto a la alimentación y desde la experiencia de las personas que asisten a mis talleres y la mía propia, puedo decir que no se adapta a las necesidades de la fibromialgia y s.f.c.

La conducta tiene consecuencias en la salud

La medicina occidental es cómoda; trata los síntomas con medicación. Tú puedes seguir actuando erróneamente, hasta que un día ya no puedes hacer nada. Ya no te sirven los medicamentos.

La medicina tradicional milenaria busca las causas, que siempre son los defectos del enfermo. No se puede curar la enfermedad si no se acepta la relación del cuerpo con los pensamientos y las emociones.

Hace unos cuantos años una doctora endocrina fue a una isla griega para hacerse un tratamiento ayurvédico de desintoxicación que se llama *Pancha Karma (ver nota 1)* y volvió muy bien. Sus palabras fueron: "Tantos años tomando medicación sin encontrar solución y ahora en una semana de limpieza han desaparecido la mayor parte de mis dolores; me encuentro muy bien". Estas palabras llegaron en el peor momento de mi proceso, y recuerdo que pensé que algún día yo también haría un tratamiento de ayurveda, pero este día no llegó, ya que encontré la salud por otro camino.

La vida que se exige al paciente ayurvédico no es compatible con la vida del mundo occidental (estrés, drogas, comida basura, dependencia de la TV, éxito social, la mentira…). Es lógico que la medicina ayurveda no esté tan bien considerada como debería ser.

El médico ayurvédico que me visitó en el año 2005, después de observarme (cara, piel, lengua, uñas…), tomarme el pulso con los tres dedos y hacerme una serie de preguntas, me dijo que me consideraba una persona sana, pero que no obstante podía mejorar con el *Pancha Karma* y una serie de recomendaciones dietéticas y de ejercicios de yoga… Yo no hice el *Pancha Karma* porque en aquel momento ya me encontraba bien.

Este médico, Dr.Swami Joythimayananda, que es una autoridad en la materia, considera estos aspectos:

- La primera medicina ha de ser la alimentación y el estilo de vida.
- La medicina ayurvédica utiliza 40 preparados diferentes: aceites, pomadas, infusiones, polvos… a

base de extractos vegetales, animales y minerales que, con el yoga y ciertos masajes, purifican el ámbito celular.

- La enfermedad te avisa de que se ha desconectado tu armonía con la naturaleza.

- Si el alma es fuerte, se puede curar todo.

- La ausencia de dificultades no equivale a felicidad; puedo vivir feliz afrontando mis dificultades.

- La solución está en proyectar amor a todo.

- Es humano buscar y conocer la verdad; es un impulso natural. ¿Por qué estoy aquí? Si consigues comprenderlo llegas a la salud total, holística.

MEDICINA TIBETANA

La medicina tibetana habla de las tres aflicciones básicas: el deseo, el enojo y la ignorancia.

Se entiende por ignorancia un estado mental en el que no sólo no sabemos cómo existen realmente las cosas, sino que también estamos equivocados respecto a la naturaleza de los hechos. La ignorancia da lugar al deseo, que conduce al odio, al orgullo, a los celos, a las discusiones y a más oscuridad.

De la actividad de las tres aflicciones nacen los tres tipos de trastornos humorales: los gases, la bilis y la flema.

Las enfermedades leves son el resultado de una dieta inadecuada o de unas reglas inadecuadas de comportamiento.

La salud depende de la alimentación, el clima, la fisiología, la personalidad, la familia, los amigos y enemigos, el trabajo…

Para ser un buen médico, el saber y la habilidad no son suficientes. Hace falta el amor, la bondad, la compasión, saber compartir la tensión y la aflicción.

Según los expertos, en medicina tibetana hay tres formas de dar: dar cosas, dar sustos y dar doctrina. Dar cosas es por ejemplo suministrar un medicamento, que es una cosa material. Aconsejar es no dar sustos. Y enseñar un *mantra (ver nota 2)*, así como enseñar a meditar, es dar doctrina.

La medicina tibetana hace una crítica de la forma de vida actual:

- Estamos expuestos, diariamente y de manera excesiva, a sustancias tóxicas que se encuentran en el aire, en el agua y en los alimentos.

- Somos adictos al trabajo; las personas se "queman" por miedo a ser eclipsadas, o por el reconocimiento que necesitan, o por el prestigio social.

- La naturaleza es nuestra madre; vivimos alejados de ella y por eso enfermamos.

- Nos falta amor.

Una sociedad enferma crea individuos enfermos.

El futuro de la medicina será la unión de la medicina occidental con la oriental, gracias a la aplicación de la física cuántica occidental, que ha constatado que el ser humano es algo más que un cuerpo físico: es energía.

5
BIOENERGÉTICA Y
TERAPIAS VIBRACIONALES

En este capítulo muestro mi camino de búsqueda de terapias para mitigar mi sintomatología. La mayoría son paliativas, por tanto, no todas son de vital importancia para alcanzar la Salud.   Quiero destacar las que creo imprescindibles como son: la visita al bioodontólogo para la sustitución de las amalgamas de mercurio; el estudio geobiológico de nuestra casa, especialmente donde dormimos y trabajamos; y finalmente, califico la alimentación, que no es una terapia en sí, sino un cambio de hábitos, como de vital importancia.

La enfermedad de la fibromialgia, al ser un exceso de contracción (musculatura muy tensa), es tan *Yang* que necesita ser equilibrada por la respiración, la relajación y la meditación como base para cualquier terapia. Con estos tres pilares conseguimos disminuir el índice de dolor, ya que aumenta el número de endorfinas (morfina endógena), como la serotonina, que es un neurotransmisor responsable de la sensación del bienestar y que es escaso en las personas con esta enfermedad.

En este capítulo hago una pequeña descripción de las terapias que me han ayudado a lo largo de mi proceso. La acupuntura, la osteopatía, la reflexoterapia y especialmente el shiatsu han sido las más importantes para mí.

LA RESPIRACIÓN

En el momento de nacer, y durante la infancia, hacemos una respiración completa, implicando el abdomen.

Respira abdominalmente tres veces cada vez que te acuerdes. Esto te relajará física y mentalmente.

Con la inhalación, el abdomen se hincha y permite que el diafragma baje, estirando la parte inferior de los pulmones. Así cogemos más aire.

Con la exhalación, el abdomen se contrae para apretar el diafragma hacia arriba y poder expulsar el aire de los pulmones.

Debido a la educación represiva en nuestra sociedad, el diafragma se tensa de una manera inconsciente y ya no hacemos la respiración completa; solo una parte, y cada vez más limitada. Este proceso de reducción se limita con el tiempo a un tercio de la capacidad pulmonar. Utilizamos sólo la parte superior de los pulmones, que es la zona más pequeña.

Con este déficit de oxígeno a escala celular, el sistema nervioso se ve afectado, porque, al respirar por debajo de los mínimos, él también trabaja en el ámbito hormonal de una manera mínima. En algunos casos se llegan a tener deficiencias de la serotonina y de las endorfinas, y esta es una de las causas que produce malestar y tensión.

Si mejoramos la respiración, las glándulas pituitaria y pineal trabajan mejor, lo cual repercute en la mejora de todo el organismo.

No nos acordamos de respirar bien. Hacemos pequeñas respiraciones que no sacan totalmente el anhídrido carbónico que producimos. Este anhídrido carbónico que no se expulsa se va quedando y va intoxicando nuestro cuerpo sin que seamos conscientes.

Si utilizamos la respiración consciente, primero disminuye nuestro dolor, y después la ansiedad.

Considero la respiración como una herramienta de curación. En los momentos de dolor más agudos y en los momentos de más ansiedad, si hacemos respiraciones profundas y pausadas, controlando la velocidad (respirando sin prisas) y focalizando la atención, la autoobservación y el recuerdo de sí, lograremos reducir los niveles de dolor y angustia.

Durante todo el proceso he dado mucha importancia a la respiración. Cada vez que me acordaba hacía tres respiraciones abdominales lentas y profundas.

RELAJACIÓN

Hay muchas técnicas de relajación y tenemos que encontrar la que se adapte mejor a cada intensidad de dolor.

Hay una técnica para los estados más dolorosos que practiqué durante mucho tiempo, que es la de tensión y relajación:

Siéntate tan cómodamente como puedas y con la espalda recta, cierra los ojos, inspira por la nariz suavemente y deja salir el aire lentamente.

1. Cabeza:

- Arruga la frente. Siente la tensión. Relájate.
- Cierra los ojos con fuerza. Siente la tensión. Relájate.
- Aprieta los dientes, labios y mandíbulas. Siente la tensión. Relájate.

2. De la cabeza a la cintura:

- Dirige la cabeza hacia atrás como si quisieras mirar el techo. Siente la tensión. Relájate.
- Dirige la cabeza hacia delante. Siente la tensión. Relájate.
- Sube los hombros hacia arriba. Siente la tensión. Relájate.
- Cierra el puño de la mano izquierda. Siente la tensión. Relájate.
- Cierra el puño de la mano derecha. Siente la tensión. Relájate.
- Cierra los dos puños. Siente la tensión. Relájate.
- Dobla los codos. Siente la tensión. Relájate.
- Estira los brazos hacia el suelo. Siente la tensión. Relájate.

3. Desde la cintura hasta las piernas:

- Arquea la espalda hacia atrás, dejando un espacio en la parte inferior. Siente la tensión. Relájate.

- Aprieta los músculos del estómago. Siente la tensión. Relájate.

- Aprieta los glúteos y las caderas. Siente la tensión. Relájate.

- Pon los pies en punta y apriétalos contra el suelo. Siente la tensión. Relájate.

Siente tu cuerpo con una agradable ligereza, relajado, tranquilo. Permanece quieto, durante unos instantes, y cuando lo desees, empieza a moverte lentamente, suavemente, sintiendo la agradable sensación de la relajación...

MEDITACIÓN

Empecé las meditaciones junto con la reflexología, ya que la terapeuta M.C., cuando acababa la terapia podal, ponía una música relajante y me enseñaba a conectar con la respiración abdominal con la voluntad, la atención y la imaginación.

La meditación de la respiración es la más elemental y nos aporta grandes beneficios. Por un lado relaja la mente, que está atenta al proceso de la inspiración y expiración; también la imaginación trabaja, ya que junto con el aire podemos inhalar una luz blanca que acaba iluminando todo nuestro cuerpo con la finalidad de relajarlo y sanarlo.

Con la voluntad, atención e imaginación, nuestra conciencia trabaja el presente sin preocuparse por el futuro y sin importarle el pasado. En conjunto hace que consigamos un nivel de dolor más bajo y más bienestar.

Con el tiempo fui aprendiendo otras técnicas y fui descubriendo que la respiración-relajación-meditación era una herramienta fundamental para practicar por la noche antes de dormir, ya que me inducia a un sueño más profundo y reparador.

El sueño de una persona fibromiálgica es poco profundo.

A mí cualquier ruido me despertaba. La meditación, entre otros beneficios, mejora el sueño, ya que, al disminuir el dolor, ya no hemos de dar tantas y tantas vueltas para encontrar la postura más cómoda en la cama.

La meditación es la unión con nuestro mundo interior con nuestra realidad desconocida.

La meditación cierra las puertas externas para abrir otras internas. Es una energía que va de fuera hacia dentro. Cierra la mente y la deja en silencio, para abrir el corazón. La meditación nos ubica, nos da información, nos despierta la conciencia y nos da comprensión.

La meditación tiene una primera parte que es la relajación, que favorece todos los sistemas del cuerpo humano (el sistema endocrino, el circulatorio, el nervioso…).

Después, cuando la mente se calma y permanece en silencio, se entra en un mundo de armonía y de paz. Con la ayuda de los mantras nos conduce al silencio interior. Entramos en un estado de alerta en reposo; la mente está atenta y el cuerpo profundamente relajado. Cuando dormimos, tardamos entre cuatro y cinco horas en entrar en esta relajación profunda.

La meditación también influye en la mejora de la salud y del envejecimiento. En 1980 el Dr. Jay Closer trabajó experimentando los niveles de DHEA (hormona suprarrenal, relacionada con el envejecimiento orgánico) en las personas que meditaban y las cifras equivalían a las personas que eran de cinco a diez años más jóvenes.

VISUALIZACIÓN

La visualización es una herramienta muy poderosa que recomiendo utilizar cada día y que podemos incluir dentro de la meditación.

El enfermo tiene dentro de él los tres elementos necesarios para la autosanación, que son:

- La voluntad (masculina, *Yang*)
- La imaginación (femenina, *Yin*)
- La energía de la vida

1. La voluntad es el acto de poder que ponemos en

acción y es muy poderosa.

2. La imaginación no se puede confundir con la fantasía. La fantasía pertenece al ego; no nos sirve. Es un gasto de energía inútil; es una energía perversa que hemos de transformar, ya que puede derivar, a causa de la frustración que genera, en un dolor (ciática) o bien puede ser canalizada con un acto de ira. La fantasía es mecánica; viene sola, sin hacer ningún esfuerzo. La imaginación es activa. La imaginación pertenece a la conciencia y necesita información de la estructura psicológica. La mente ha de ser gobernada mediante la voluntad y la imaginación.

3. La energía de la vida es la energía que emana del rayo de la creación, y que nos alimenta y sostiene constantemente.

Podemos curar una enfermedad con la voluntad, la imaginación consciente y la energía de la vida, visualizando cómo un rayo de luz blanca entra por la coronilla (séptimo chakra), llena todo el cuerpo y se va por los órganos sexuales, en los hombres. En las mujeres entra por el primer chakra (órganos sexuales), llena todo el cuerpo y sale por la coronilla (séptimo chakra), y va regenerando los órganos hasta que se convierten en sanos y llenos de vitalidad. Es un acto consciente muy importante para la autosanación.

ACUPUNTURA

Actualmente con la tomografía (radiografía seriada por planos paralelos) se aprecian los cambios en el cerebro provocados por una sesión de acupuntura.

Hemos expuesto en el capítulo de medicina alopática y medicina holística que en los electrones se encuentra la respuesta al hecho que situando una aguja en un determinado punto de la piel se equilibra el organismo. Esta aguja es como una señal de tráfico que modifica el recorrido de los electrones a lo largo de los canales del cuerpo.

En 1979, la Organización Mundial de la Salud (OMS) reconoce oficialmente la acupuntura como un medio terapéutico válido para la curación de 43 enfermedades. En Barcelona se creó, en el año 1980, dentro del Colegio Oficial de Médicos, la sección colegial de médicos acupuntores. Se realizan seminarios de formación y se imparten cursos de postgrado en acupuntura para médicos dentro del ámbito de la universidad.

La Medicina Tradicional China define el origen de la enfermedad como un desequilibrio energético de los órganos y canales de energía. Y dice que los factores desencadenantes, es decir, los agentes patógenos principales, son las energías climáticas adversas (calor, humedad, sequedad, frío y viento), los estados emocionales intensamente perturbadores (preocupación, tristeza, miedo o ira) y otros factores de origen extremo, como una educación inadecuada, trabajo excesivo, patologías sexuales y traumatismos.

Hay dos métodos de exploración que diferencian la Medicina Tradicional China: la exploración de la lengua y la toma de los pulsos. La lengua se considera una expresión del interior del organismo. La toma de los pulsos radiales se hace en doce posiciones diferentes, cada una relacionada con los diferentes órganos.

La acupuntura se aplica en puntos muy precisos situados en la superficie de la piel. Durante el proceso de la enfermedad, en un momento de mucho dolor, tuve un sueño en el que me decían: "El dolor está debajo de la piel". Estos puntos se representan gráficamente unidos entre sí mediante unas áreas llamadas *meridianos*.

Los meridianos son canales conductores de un fluido llamado *Qi*, que definimos como la energía responsable de la vida y de la salud del organismo; esta energía circula a lo largo de los doce meridianos simétricos, que se corresponden con los diversos órganos y vísceras *Yin* y *Yang*.

Los puntos de acupuntura están situados entre dos milímetros y tres centímetros debajo de la piel, dependiendo del peso de la persona, y se caracterizan porque son especialmente conductores de la corriente eléctrica. De los 800 puntos de acupuntura existentes, 365 están situados a lo largo de los meridianos; otros, llamados "extraordinarios", fuera de los meridianos; y los puntos Ashi, o puntos dolorosos, aparecen eventualmente cuando se declara una enfermedad, como por ejemplo la fibromialgia.

Las indicaciones de la acupuntura en la terapéutica actual son:

1. Enfermedades que no se solucionan con las terapias habituales, como la fibromialgia.

2. Enfermedades que necesitan ser tratadas con medicamentos durante un período muy prolongado de tiempo, como la fibromialgia.

3. Enfermedades en las que el tratamiento comporta efectos secundarios, o bien en las que el enfermo presenta reacciones alérgicas, como la fibromialgia.

4. Trastornos funcionales que cuando progresan pueden generar una enfermedad orgánica, como la fibromialgia.

5. Enfermedades crónicas, como la fibromialgia.

6. Enfermedades psicosomáticas como la fibromialgia.

La acupuntura es un tratamiento individual, ya que la enfermedad se encuentra en un grado diferente en cada enfermo: la inmunidad y la energía vital cambian con la edad, las condiciones de vida, la alimentación, los bloqueos emocionales, etc.

Para la mentalidad científica occidental resulta difícil adoptar el concepto de salud y enfermedad de la Medicina Tradicional China, a causa de las grandes diferencias de orden psicocultural. No obstante, hay tres teorías para explicar el mecanismo de su acción:

A. Teoría energética

La teoría energética se basa en la fisiología oriental, constituida por la materia, por la energía que da vida a la materia y por los meridianos como canales de energía que permiten equilibrar los órganos. Su forma de actuación es la siguiente: o bien desbloquea la zona enferma (en caso de saturación), o bien canaliza y concentra la energía en caso de carencia.

B. Teoría nerviosa

La teoría nerviosa se basa en la relación que existe entre los tejidos epidérmicos y nerviosos. Las agujas de acupuntura producen un estímulo doloroso muy débil que se transmite a través de las fibras; viajan a mucha más velocidad que otros estímulos dolorosos. Existe también una acción sobre las áreas sensitivas del córtex, que pueden controlar y parar el estímulo doloroso en el cuerpo posterior de la médula espinal, llamado *central trigger control*.

C. Teoría neuroendocrina.

Por lo que se refiere a la teoría neuroendocrina, el mecanismo de acción analgésica general mediante la acupuntura está totalmente comprobado; se pueden realizar intervenciones quirúrgicas. El estímulo sobre el punto de acupuntura provoca la sensación de receptores endógenos opiáceos, encefalinas y endorfinas a diferentes niveles. Las endorfinas modifican los niveles de acetilcolina, dopamina y serotonina; así producen relajación y sensación de bienestar; incluso logran inducirnos a dormir. Todo esto lo he podido experimentar en mis sesiones de acupuntura. Se han analizado experiencias con sustancias radiactivas que demuestran que la trayectoria que sigue una sustancia inyectada en un punto de acupuntura no coincide con los trayectos de los vasos sanguíneos y nerviosos, sino que es diferente y coincide con los meridianos de acupuntura.

En Occidente no estamos acostumbrados a tratar directamente con nuestro cuerpo y con la naturaleza. Muchos de los conocimientos profundos del arte de curar están inscritos de forma natural en nuestro propio cuerpo. Los taoístas dicen que el principal responsable de la salud o la enfermedad es uno mismo. Tenemos que ser capaces de conectar con la naturaleza y conocer el lenguaje de nuestro propio cuerpo; tenemos un papel activo en la propia curación. Hemos de aprender a relacionarnos con el mundo de forma diferente y aprender a responsabilizarnos de la propia enfermedad; cambiar aquellos aspectos de la vida que nos la producen.

Puntos importantes de acupuntura para la fibromialgia y el síndrome de fatiga crónica

Después de mucho tiempo de experimentar con la acupuntura encontré que el punto núm. 12 (vaso concepción Jenn, que es el punto del páncreas, hígado y otros) era el que más me relajaba y me inducía a un sueño muy prolongado.

Con acupuntura pasamos la energía desde donde hay un exceso hasta donde hay una carencia.

Según el DR. P.T., acupuntor que me ha tratado durante casi tres años mensualmente, en la fibromialgia y el síndrome de fatiga crónica los puntos importantes de acupuntura son los siguientes: los del hígado (F3 y F2); los del riñón (R1, R3, R2); los del páncreas (RP3, RP5); el de la vesícula biliar (VB 4I); y el del triple recalentador (TR5). Estos dos últimos son calmantes para el dolor. El F3 es útil en caso de tensión nerviosa y excitación mental con insomnio; y el R1 es útil en el caso de hipertensión y de congestión renal.

OSTEOPATÍA

En la fibromialgia el dolor muscular más fuerte se localiza en la espalda. La musculatura paravertebral es la responsable de sostener toda la estructura del cuerpo que, además, es de grandes dimensiones. Es la que mejor absorbe las situaciones de estrés, de ansiedad, disgustos, sustos, problemas, tensiones… Esta absorción se convierte en una retracción de la musculatura, que aumenta a través de los años y hace de almacén (memoria inconsciente) de todos los pequeños o grandes traumas psicológicos desde la infancia.

La osteopatía, con ciertos masajes, y estiramientos suaves, acompañados de la respiración, abre esta memoria inconsciente y hace conscientes los traumas psíquicos, para que puedas reflexionar sobre ellos y actuar de manera que puedas evitar las tensiones.

El proceso de la osteópata comienza por una descrispación diafragmática, porque el diafragma es el músculo que está en el centro de todas las cadenas musculares.

Una manera de hacer la descrispación diafragmática en casa es mediante la respiración abdominal de los recién nacidos, que consiste en inspirar el aire hacia el abdomen, después hacia el tórax, y expirar sacando el aire del tórax y finalmente el del abdomen.

Aconsejo la osteopatía a las personas con fibromialgia y en concreto la osteopatía craneosacral, porque relaja y disminuye el dolor considerablemente.

REFLEXOTERAPIA

El Dr. W. Fitzgerald la introdujo en Occidente en el año 1913, pero es una técnica milenaria que tiene su origen en China y en Egipto.

En los pies y en las manos se encuentran una serie de puntos reflejos que nos conectan a diversos órganos, glándulas… del organismo, que, al ser estimulados con los dedos, ayudan a tratar problemas de salud de una manera natural y armónica.

El concepto es similar al de la acupuntura, porque también tiene en cuenta la energía del organismo. Aquí se sustituyen los meridianos por diez zonas.

La reflexología está indicada en enfermedades relacionadas con la tensión y es estrés, como la fibromialgia.

Durante una larga temporada hice esta terapia y el resultado fue inmediato: disminución del dolor, sensación de relajación y más energía.

TÉCNICA DEL SHIATSU

Shiatsu significa literalmente 'presión digital'. Es un masaje que consiste en aplicar presión con los dedos sobre puntos y meridianos de acupuntura, para restablecer la energía acumulada por las tensiones, aliviar los dolores y combatir el cansancio.

Es una forma de masaje oriental de origen japonés que elimina los bloqueos de energía y armoniza el flujo de energía por los meridianos del cuerpo. Este masaje tiene la particularidad de equilibrar la expansión y la relajación muscular (*Yin*). La fibromialgia es un exceso de contracción y agotamiento muscular (*Yang*); por tanto la expansión (*Yin*) queda muy reducida. Con el shiatsu se equilibra la proporción entre *Yang* y *Yin* de nuestro organismo.

Se trabaja fundamentalmente presionando en forma circular o cara abajo las puntas de los dedos sobre determinadas zonas del organismo; esto se combina con la respiración, ejercicios físicos y dieta. El shiatsu estimula el cuerpo y produce una extraordinaria sensación de ligereza, además de contribuir a la curación de diversas enfermedades, especialmente problemas de columna.

Si se quiere tonificar o aumentar el *Yang* se hace un masaje superficial, suave y rápido.

Si se quiere aumentar el *Yin* se ha de hacer al contrario; el masaje con los dedos ha de ser profundo, presionando el punto doloroso y después lentamente acabar con una fricción suave para relajar la musculatura.

TERAPIA FLORAL

Mi primera experiencia con la reflexoterapia y las Flores de Bach fue a través de J.S., monje capuchino que se presentó voluntariamente para hacer estos dos tratamientos de una manera gratuita para la ACAF, y así comprobar sus beneficios en esta enfermedad; o sea, hice de "conejillo de Indias" y mi respuesta fue que sí que eran beneficiosas. No obstante, la primera vez que tomé las flores de Bach tuve un problema; se me puso toda la cara roja y muy sofocada, y corrí a mojármela con agua fría. En aquel momento no supe por qué. Ahora ya sé que la reacción era debida al coñac u otro tipo de alcohol que se utiliza para la disolución y para la conservación de las esencias florales. El hígado reaccionó así para avisarme que el alcohol no era lo más adecuado. Por lo tanto recomiendo a los terapeutas que preparan estas gotas que lo hagan con glicerina, agua mineral o agua de mar purificada, para evitar cualquier reacción en la persona que padece fibromialgia, ya que el alcohol no se tolera bien.

Las flores de Bach, como elementos de una verdadera medicina holística, *vibran* en una frecuencia genérica determinada que posibilita unas propiedades terapéuticas, que van desde la parte física hasta la mental, emocional y espiritual.

Las flores de Bach sustituyeron el ansiolítico que tomaba y me sanaron de un malestar muy intenso, diario y casi constante. Estas gotas milagrosas me liberaron de una serie de opresiones en el tercer chakra (estómago), cuarto chakra (plexo solar) y quinto chakra (laringe) y me bajaron el nivel de ansiedad; volví a dormir como hacía años que no lo hacía. Poco a poco fui dejando el somnífero que tomaba, hasta no tener que necesitarlo.

El médico galés Edward Bach (1886-1936) estudió las propiedades de determinadas flores, observando su capacidad de influir en el estado emocional de cada persona. Los conflictos internos pueden convertirse en enfermedades; por tanto, estos remedios no actúan sólo en el ámbito físico, sino también en el emocional

Bach seleccionó 38 flores con propiedades terapéuticas diversas. De estas, 34 son esencias de flores silvestres, tres son cultivadas y una es la combinación de cinco de estas esencias.

Bach estableció siete grupos de problemas emocionales:

1. Miedo
2. Falta de interés por las circunstancias actuales.
3. Incertidumbre.
4. Soledad.
5. Hipersensibilidad.
6. Abatimiento y desesperación.
7. Preocupación excesiva por el bienestar de los demás.

La fibromialgia tiene una sintomatología en cuanto a las emociones que hace muy adecuada la terapia con flores de Bach.

En las últimas décadas se han descubierto nuevos tipos de flores que amplían su efectividad en el tratamiento de las emociones, como son las flores de California y las esencias florales australianas, entre otras.

HOMEOPATÍA

El médico Samuel Friedrich Hahnemann (1755-1843) descubrió que se podía curar aplicando la teoría *curar con lo similar* y con dosis infinitesimales. La sustancia activa se va diluyendo sucesivamente, hasta que desaparece.

La única explicación respecto a la homeopatía es el comportamiento del medio en que se hace la disolución, el agua, que es capaz de memorizar las características del agente activo, pero evitando su toxicidad, ya que ha desaparecido El agua mantiene la memoria de la sustancia biológica con la que ha entrado en contacto. Hahnemann provocó uno de los más grandes escándalos de la ciencia cuando, avanzándose a la mentalidad de aquella época, dijo que en el agua se podía introducir información. Actualmente el científico japonés Masaru Emoto, ha comprobado la veracidad de aquella teoría.

En el año 2001, la profesora bióloga Madeleine Ennis, de la Universidad de Belfast, junto con las universidades y laboratorios de Bélgica, Francia e Italia, estudiaron esta capacidad del agua. De los estudios derivó el conocimiento de que las moléculas del agua se organizan de manera estable y que por tanto pueden memorizar información absorbida de otras moléculas.

Así como la medicina alopática es la medicina de los contrarios, la homeopatía es la medicina de los similares. La homeopatía está basada en la administración de sustancias diluidas en cantidades infinitesimales. No puede explicarse con la medicina biomolecular oficial, pero sí con los instrumentos de la física cuántica. Por ejemplo, con una tomografía por emisión de positrones se puede comprobar cómo actúan estas sustancias infinitesimales.

La medicina oficial insiste en negar la evidencia homeopática porque la química molecular no encuentra nada en los medicamentos. Esta negación se debe, en general, a la falta de formación en física, y más todavía en física cuántica. Pero muchos creen que el futuro es el paso de la medicina de la sustancia a la medicina de la energía.

Puedo decir que la homeopatía es efectiva por los muchos beneficios que he obtenido de ella. Se puede decir que es una medicina racional y científica, porque se basa en una ley biológica, la ley de los similares; y porque repetidos experimentos clínicos independientes han demostrado su eficacia clínica.

Miles de médicos en todo el mundo demuestran que es una buena herramienta para ayudar a sanar, a pesar de todas las medidas de contención (hay artículos en revistas médicas desprestigiándola).

La fibromialgia y el síndrome de fatiga crónica forman parte de las enfermedades del cuerpo emocional y la homeopatía prevé esta vertiente como base de sus tratamientos. Tratamientos para los pulmones, que son el almacén de la tristeza (a veces tristeza muy antigua); tratamientos para el hígado, almacén de la ira reprimida... Si el hígado está mal (cosa que ocurre en la fibromialgia) los órganos más afectados son los riñones (almacenes de la energía).

El síndrome de fatiga crónica aparece cuando el hígado enferma y a consecuencia de la relación entre el hígado y los riñones también enferman los riñones.

Este síndrome encuentra mejora en el tratamiento homeopático de ayuda a los órganos de la energía vital y energía diaria, que son los riñones.

Un apunte curioso: he leído que la homeopatía limpia las taras genéticas. Pienso que si esto es posible es importante considerarlos, ya que la herencia de nuestros antepasados condiciona nuestra vida.

EJERCICIO FÍSICO

El mejor ejercicio físico en caso de fibromialgia es la respiración visualizando cómo toda la musculatura se hincha y se deshincha como un globo a cada inhalación y exhalación.

He hecho ejercicio toda mi vida, exceptuando diez años: el período de estudios en la universidad y los primeros años laborales, matrimonio y maternidad.

A los treinta años empecé a jugar a tenis y me dediqué de lleno; participé en campeonatos de poco nivel. Mediante el deporte manifestaba mi personalidad perfeccionista, de superación y ganadora...

De hecho, el tenis fue pasando progresivamente de ser un placer para mí a ser otra fuente de sufrimiento y estrés.

Así era mi carácter: tenía que demostrar que era capaz, quería ser la mejor…

Jugando a tenis siempre tuve problemas como dolores y contracturas, que fui solucionando con medicación; y también otros, como la rotura del menisco, la rotura del tobillo y finalmente un problema en la muñeca que según los médicos necesitaba ser operada (pero decidí no someterme a la operación). En este punto opté por dejar el tenis, ya que fue el inicio del proceso de fibromialgia.

Durante toda la enfermedad hice natación, también hice gimnasia dentro del agua, y el día que no iba a la piscina andaba un rato.

He hecho ejercicio, siempre con moderación, atendiendo la fatiga y los dolores antes de que aumentasen. Cuando empezaba los ejercicios valoraba con una puntuación del 1 al 10 cuál era mi dolor y controlaba la fatiga con paradas periódicas. Si andaba, en el momento en que sentía que el cansancio se manifestaba, hacía un descanso de unos minutos y procuraba sentarme en un banco o en unos peldaños. En el momento en que volvía a sentirme capaz, retomaba el paseo, siempre intentando no llegar al límite de mis posibilidades.

Si hacía ejercicio en la piscina contaba mentalmente los segundos de movimiento y los segundos de pausa. Me adaptaba siempre a una forma cómoda, para no agotar la musculatura.

El ejercicio dentro del agua me cansaba más que andar; por tanto, le dedicaba menos tiempo, siempre atenta al dolor y a la fatiga.

También durante la enfermedad probé de hacer Chi-kung, Tai-chi, Pilates… pero bien fuera por cansancio, bien por dolor, volví siempre al agua y al paseo.

Actualmente he decidido que el mejor ejercicio para mí es caminar. Caminar a una velocidad variable según el momento y la pendiente… Es el ejercicio que más se adapta a mi nueva forma de ser. Se trata de un ejercicio al aire libre, que se puede hacer en la ciudad o en la naturaleza… No hay normas. No hay reglas, ni códigos, ni lecciones, ni rigidez ni horarios. Ya no depende de los demás. Ya no existe competición. Ya no hace falta demostrar nada a nadie. Ya soy libre. Ahora practico la meditación al mismo tiempo que camino.

Además diariamente realizo los 3 ejercicios de la Técnica Nadeau, ya que son adecuados para mantenerse en forma. Estos ejercicios son recomendables para recuperar la salud de las personas que padecen fibromialgia y otras muchas enfermedades.

Meditar caminando

Para meditar caminando es necesario, como en toda meditación, apartar toda preocupación, ansiedad… situarse en el presente y concentrarse en la respiración. Normalmente, corremos más que andamos. En este caso no hemos de tener prisa; tenemos que caminar con paso natural para poder acompasar la respiración con nuestros pasos. Por ejemplo, para algunos será más cómodo hacer tres pasos inspirando y tres pasos espirando… Es cuestión de no forzar la respiración, sino de adaptar los pasos a ella.

Al caminar es bueno tomar conciencia del contacto de nuestros pies en el suelo.

Lo ideal sería caminar en medio de la naturaleza y, en los momentos en que queremos pararnos para contemplar una flor, un paisaje o las nubes… continuar con el ritmo de nuestra respiración; sin perder la concentración, para poder continuar sin romper la meditación.

Cuando admiramos la belleza es bueno de vez en cuando cerrar los ojos del cuerpo y abrir los del alma, para transportarnos fuera del tiempo.

Al caminar y respirar conscientemente aportamos grandes beneficios a nuestro cuerpo y a nuestra mente. Mentalmente descansamos; físicamente damos un masaje, a cada paso, a toda la musculatura, especialmente a la de la espalda. Y a cada respiración el diafragma hace un masaje interno que nos llena de paz.

CHI-KUNG

Significa literalmente 'ejercicio de respiración'.

Es un antiguo método de ejercicio y sanación chino basado en la manipulación del flujo vital *Chi* para restablecer la energía y centrar la mente. Combina los antiguos principios orientales con movimientos que recuerdan las artes marciales: regulación del cuerpo, de la mente, de la respiración, automasaje y movimientos de las extremidades.

Se considera un excelente método para prevenir enfermedades.

TAI-CHI

Consiste en reproducir a *cámara lenta* algunos movimientos (*kata*) de las artes marciales con el objetivo de sintonizar el flujo de la energía vital (*Chi*). Su práctica regular, de la influencia taoísta, produce innumerables beneficios, como la mejora de la concentración, del equilibrio y del tono muscular. Es una excelente técnica para integrar los hemisferios cerebrales. Aporta flexibilidad y resistencia.

Su objetivo principal es hacer circular adecuadamente el *Chi* por los meridianos. La práctica continuada del tai-chi permite, en un estadio posterior, la transformación del *Chi* en *Shen,* una energía más sutil.

TERAPIA DEL CALOR

Las aplicaciones de calor seco (no eléctrica porque la electricidad provoca microcontracturas) ofrecen un resultado sorprendente: implican un alivio inmediato, porque el calor es vida y es luz, aunque manifestados en otra vibración. En los momentos más dolorosos de la fibromialgia es bueno ducharse con agua muy caliente y después de secarse ir enseguida a la cama, bien tapada, con una bolsa de agua caliente en el punto más doloroso.

TERAPIA DE LOS COLORES

La luz es vida y los colores también, ya que la luz está formada por colores, como se puede ver con el arco iris. Así como los sonidos armónicos y la música actúan en nosotros, los colores armónicos también lo hacen.

La cromoterapia ha sido utilizada desde las antiguas

civilizaciones. Los colores nos animan, nos inspiran, mejoran la respiración, nos estimulan y nos curan, pero también pueden actuar de forma negativa si no tenemos en cuenta sus particularidades.

Nos interesa saber que el rojo activa la función del hígado y favorece la producción de glóbulos rojos; pero es poco recomendable para personas que se enfadan con facilidad. Igualmente el amarillo ayuda en el trabajo de la desintoxicación del hígado. El verde equilibra la relación entre el hígado y el bazo y tiene un efecto regenerador en la musculatura y los tejidos conjuntivos.

MANDALAS

Los mandalas son los dibujos geométricos concéntricos, generalmente inscritos en un círculo. Mandala significa círculo en sánscrito. Los mandalas tuvieron su origen en la India y se difundieron por las culturas orientales llegando a los indígenas de América y a los aborígenes de Australia. En la cultura occidental, Carl G. Jung (psicólogo y psicoterapeuta suizo, 1875-1961), los utilizó en terapias, ya que según él, los mandalas representan la totalidad de la mente, abarcando tanto el consciente como el inconsciente.

Los mandalas son una práctica sencilla de dibujo y pintura que ayudan a manifestar la creatividad y a conectar con el interior y con el exterior. Con el interior para encontrar el equilibrio interno y con el exterior para alcanzar el bienestar mediante la expresión más fluida de las emociones.

Estas cualidades mencionadas hacen de los mandalas una forma fácil de terapia para las personas con fibromialgia y s.f.c (síndrome de fatiga crónica).

En mi proceso, cuando constaté que no era capaz de pintar un lienzo por el dolor de espalda y brazos y por el cansancio que me suponía, los mandalas fueron el medio idóneo para la expresión de mi creatividad. Su tamaño puede ser tan pequeño como se quiera, podemos apoyar manos y brazos encima de la mesa de trabajo, tenemos la posibilidad de hacerlo más sencillo o más completo según el grado de dolor. Es recomendable escuchar música adecuada, como a Mozart o a Bethoven, mientras se realiza el mandala. Sentiremos al finalizarlo cómo el estado de ánimo ha cambiado y el dolor ha disminuido.

Durante la enfermedad hice varios mandalas sobre el sol. El sol representaba todo lo que me faltaba: calor, luz, energía, fuerza, bienestar, alegría, sincronía, orden...

Hoy miro estos mandalas como parte de mi proceso de recuperación de la salud y del bienestar personal.

MUSICOTERAPIA

La música conecta el mundo exterior con el interior con una fuerza misteriosa. Tiene el poder de hacernos actuar o de tranquilizarnos. Puede también llevarnos a entrar en armonía con el universo.

Según Fabien Mamam, músico y acupuntor, la música puede curar las células enfermas. Quizá sea por eso que a enfermos en coma se les pone música de Mozart.

Fabien dice que la vibración de la música entra dentro de uno y te transforma igual que lo hace el sonido. La distancia entre la Tierra y cualquier planeta de esta u otra galaxia se mide en distancias armónicas. Cuando hacemos música con instrumentos acústicos, esta energía viva produce armónicos, y estos armónicos se comunican con todas las frecuencias y con todo el universo.

Los armónicos influyen en la materia, los vegetales, los animales y los minerales; es decir, especialmente en el ser vivo. En un microscopio se observa cómo según la vibración las células cambian de forma y de color.

Si nos adaptamos a la estación del año y al tono adecuado nos sentiremos mejor, tanto física como psíquicamente.

Cada instrumento conecta con un órgano del cuerpo:

- Los tambores refuerzan los riñones.
- La cuerda (violines, guitarras...) refuerza el corazón
- Los instrumentos metálicos o de viento refuerzan los pulmones.
- La flauta de madera refuerza el hígado.

Fabien también nos dice que la música es un 50% mejor escuchada en vivo.

La música electrónica o demasiado alta desorganiza el campo energético.

Para la fibromialgia la música que más equilibra es la de Mozart y la de los cantos gregorianos, porque nos relajan. Es esa música la que nos cura, según el sistema *Tomatis*.

SISTEMA TOMATIS

A.A. Tomatis, médico otorrinolaringólogo, al cabo de 25 años de investigación en un contexto de observación clínica, puso en práctica su sistema, que ha solucionado muchos casos de fracaso escolar: dislexias, bulimias, anorexias, problemas digestivos, molestias respiratorias, palpitaciones, arritmias… todos ellos producidos por la somatización de los recuerdos.

El sistema Tomatis es una técnica de estimulación auditiva; consiste en la escucha de sonidos que provienen de lo que define como un "oído electrónico" (complejo simulador del oído humano), que están infiltrados en medio de música de cantos gregorianos o música de Mozart cantada con voz femenina.

Estos sonidos infiltrados actúan a nivel vestibulococlear del oído para provocar el movimiento de una zona que necesita ser rectificada.

Esta rectificación produce grandes cambios en el ámbito físico, psicoemocional y espiritual; por eso sería bueno investigarlo en el caso de la fibromialgia, ya que ha sido experimentado en diversos casos (yo soy uno de ellos) con éxito.

A continuación explico las bases metodológicas y conceptuales del método Tomatis, a partir del libro *La noche uterina*:

- Un hijo para sentirse bien necesita ser deseado, aceptado, querido, escuchado y respetado.

- El feto vive intensamente y necesita alimentarse de afecto y de amor con la finalidad de convertirse en un ser libre y que sepa amar. Tiene en el vientre de la madre la escuela de la escucha, que es su hilo conductor. Muy pocos obtendrán la respuesta que desean.

- Ser madre es traer un ser que capta el calor afectivo en una voz agradable y dulce, amante y comprensiva, y así el feto extrae de esa voz lo que necesita.

- La función sobre la que se fundamenta toda la dinámica humana es la escucha; por la escucha se elabora el lenguaje, el pensamiento se eleva, la conciencia da paso al inconsciente, como si la luz borrase las tinieblas. Comunicar es entrar en contacto con el otro con el corazón abierto en una comunión hecha de comprensión y amor. Es pues con la escucha que surgen las potencialidades: la razón, la inteligencia, la integración al mundo... y la capacidad de escuchar el ser, que se expresa de manera incesante.

La diferencia entre sentir (pasivo) y escuchar (activo) se encuentra en una parte del cerebro llamada tálamo; a través de ella se desarrolla nuestra vida afectiva. A fuerza de asumir situaciones difíciles llega un momento en que, a causa de un acontecimiento, una frase mal vivida... toda la percepción del entorno se queda petrificada. A menudo la información ya no pasa; el tálamo se ha convertido en un bulto que pesa en el presente y sobre el futuro con angustia. El tálamo abre las puertas del cerebro; representa la parte emocional y puede contaminar todo el sistema nervioso si no aprende a relativizar las descargas que provoca.

La madre que rechaza el hijo interfiere en la escucha de él, que tiene sus fundamentos en el lenguaje, la verticalidad y la lateralidad.

Una enfermedad puede poner en actividad esos déficits, que hasta ese momento estaban latentes, ya que el terreno, es decir la personalidad y el físico, son propicios.

La escucha es el punto de atracción de la espiral de la evolución. Toda ruptura o toda disminución altera el crecimiento evolutivo y el hombre se ancla en un mundo repetitivo en el que gira sobre sí mismo sin progresar.

En 1927, H.S y H.B. Forbes publicaron un estudio donde se explicaban las reacciones motoras experimentadas en el feto en respuesta a los sonidos. En 1960 se demostró el aumento de las pulsaciones cardíacas del feto cuando se transmitían sonido puros a través de la pared abdominal de la madre (había un aumento de siete pulsaciones como media). Hacia la semana 24 de vida intrauterina, la cóclea y el órgano sensorial terminal llegan a su desarrollo normal. El pulso de la mujer no se altera durante el experimento.

La primera persona que informó de la reacción fetal a las estimulaciones acústicas fue A.Peipu en 1924. Todos los experimentos muestran la existencia de una respuesta auditiva desde el cerebro (órgano de Corti) a los sonidos agudos, mientras que los graves se ponen en funcionamiento después del nacimiento.

En 1970 H.M. Trubry dice que el feto no sólo siente sino que también escucha: afirma igualmente que existe una preparación lingüística intrauterina, ya que los gritos del recién nacido son un pre-lenguaje.

El estribo, yunque y martillo del sistema auditivo son elementos que tienen un aspecto adulto en el feto, ya en la mitad del embarazo. Experimentan un desarrollo precoz en comparación con el resto de los huesos. En 1964, G.B. y K.A. Elliot de Canadá nos muestran que el oído interno y el oído medio llegan a tener el volumen del oído adulto desde el quinto mes de la vida intrauterina.

En conclusión: el niño vive intensamente en el vientre de la madre y ella ha de alimentar de afecto y amor al ser que lleva dentro.

Si el hijo se cierra a la escucha en el proceso como feto, se le puede generar problemas en el futuro con la estática, la marcha, el equilibrio, la imagen del cuerpo, la lateralidad, el lenguaje, la verticalidad.

Respecto al sistema parasimpático, puede intervenir con problemas en el nervio neumogástrico o el X par craneal (o nervio vago), lo que puede generar problemas en la laringe, el corazón, el estómago, intestinos, páncreas, riñones, bazo e hígado, así como bronquitis; también puede afectar la parte alta del sistema oculomotor, facial y el glosofaríngeo; y en su parte baja los II, III y IV nervios sacros.

También la cara externa e interna del tímpano están inervadas por el vago.

La mayor parte de esta sintomatología parece extraída de mi proceso con la fibromialgia, especialmente cuando nos referimos al dolor producido en la zona del sacro, que ha sido el dolor más punzante y el más difícil de soportar.

En la generación de nuestros padres, más que en la nuestra, las mujeres, cuando quedaban embarazadas después de haber tenido varios hijos, vivían el embarazo como una carga.

Un médico especializado en medicina cuántica detectó que yo tenía problemas en el oído interno y externo. Como ya era la segunda persona que me había dicho lo mismo, decidí que el sistema Tomatis podía irme bien, y así fue.

La doctora C.L. que me visitó (especialista en este sistema, además de neuróloga, psiquiatra y pediatra) también opinó que unas sesiones con el sistema Tomatis podrían ser beneficiosas para mí.

FITOTERAPIA

He elegido una serie de plantas que me han parecido adecuadas para atenuar la sintomatología de la fibromialgia, y especialmente indicadas para el hígado.

El hígado, además de controlar la musculatura, los tendones, ligamentos, cartílagos y espacios intervertebrales, es también el responsable de la visión y de los conductos como venas y arterias.

Las plantas que nombro seguidamente las he tomado de procedimientos diferentes: homeopáticamente, en infusiones, gotas, pastillas… según los casos. Siempre que se pueda, la mejor forma es mediante infusiones.

Plantas activadoras de la vesícula biliar:

- *Diente de león* (aumenta de dos a cuatro veces la secreción de bilis; es un gran depurativo).
- *Boldo.*
- *Salvia* (hierba sagrada de los griegos. También es buena para la menopausia y las menstruaciones dolorosas).
- *Jengibre* (protector del hígado, facilita la secreción de bilis).

- *Manzanilla.*
- *Menta.*

Plantas que ayudan al hígado:
- *Cardo mariano* (regenerador).
- *Salvia.*
- *Tomillo.*
- *Boldo* (hepatoprotector).
- *Diente de león.*
- *Cola de caballo.*
- *Manzanilla.*
- *Comino.*
- *Ortigas.*
- *Remolacha.*

Plantas para el resto del aparato digestivo:
- *Estómago*: ortiga, cola de caballo, remolacha, salvia, zanahoria, cebolla tierna, apio.
- *Bazo, páncreas*: diente de león, ruibarbo, salvia, remolacha, cebolla, lentejas, cola de caballo.
- *Intestinos*: remolacha, diente de león, ortiga, manzanilla, ruibarbo, cola de caballo, hinojo.
- *Antiespasmódicos*: valeriana, menta, manzanilla, cola de caballo, romero, salvia.
- *Depurativas*: ortiga, diente de león, hinojo.

Plantas fortalecedoras del tejido conjuntivo
(contienen ácido salicílico)
- *Cola de caballo*
- *Ortiga.*
- *Centeno*

Plantas activadoras de los riñones:

- *Manzanilla.*
- *Remolacha.*
- *Salvia.*
- *Ortiga.*
- *Ruibarbo.*

Plantas para el insomnio (también útiles para la ansiedad):
- *Amapola de California.*
- *Pasionaria.*
- *Valeriana.*
- *Lúpulo.*

Plantas para la insuficiencia venosa:
- *Uva roja y negra.*
- *Castaño de India*
- *Cola de caballo* (da flexibilidad a las paredes musculares).
- *Brusco* (mejora la resistencia de los capilares).

Plantas para las rampas musculares nocturnas:
- *Castaño de India.*
- *Grosella negra* (también va bien para la tendinitis).

Plantas para la artritis:
(muchas veces la artritis se suma a la fibromialgia)
- *Harpagofito* (antinflamatorio y analgésico).
- *Fresno* (también va bien para tendinitis, el dolor articular y como antinflamatorio general).

Plantas para la artrosis:
(también la artrosis acompaña a veces la fibromialgia)
- *Harpagofito.*

- *Cola de Caballo* (regenerador del cartílago)
- *Sauce blanco* (es uno de los componentes de la aspirina).

Planta para todos los síntomas de la fibromialgia

La planta que mejora todos los síntomas de la fibromialgia, es la **Hierba de San Benito** (*Cnicus Benedictus* o *Carduus Benedictus*), también llamada Cardo Beato, Bendito o Santo. Es tónico y desintoxicante del hígado y vesícula biliar. Incrementa la producción de bilis, también está indicada para la diarrea, el estreñimiento y el colon irritable. Es también desparasitante y puede emplearse contra el dolor de cabeza; como relajante, para el insomnio, para los calambres, el reuma y la artritis. Es un tónico general, disminuye la fiebre, estimula la memoria, mejora la circulación, está indicada para fortalecer el corazón y para las afecciones pulmonares. Es diurético y se utiliza para las afecciones del sistema urinario.

Esta planta se encuentra en toda Europa, Asia, América del Norte, Chile y Argentina.

Dosis: 2 infusiones diarias, mañana y noche.

Preparación: 250cc de agua con una cucharadita pequeña de la planta. Se usa poca cantidad porque es una planta muy potente, y en caso de excederse puede producir vómito. Cuando hierve se apaga el fuego y se deja infusionar tapado durante 10 minutos. Beber cuando se haya enfriado.

DESINTOXICACIÓN DEL HÍGADO

El momento más oportuno es durante la primavera y con la luna en cuarto menguante. Es cuando una infusión de ortigas tiene un efecto más preventivo y purificador. Mejor entre las tres y las siete de la tarde. Lo ideal son dos tratamientos de catorce días durante los cuartos menguantes.

Durante el día de luna nueva el cuerpo está en un momento óptimo para la desintoxicación. Hacer ayuno este día es una prevención para todo tipo de enfermedades (sobre todo de la piel).

También en cuarto menguante es bueno por la mañana, en ayunas, tomarse un sorbo de aceite de sésamo (biológico y obtenido por prensión en frío) y hacer que circule en la boca durante 3 minutos. Después se escupe y se limpia bien la cavidad bucal. El aceite escupido será blanco y lleno de toxinas. Es recomendable hacerlo de ocho a catorce días.

Desde mi experiencia, lo más indicado para desintoxicar el hígado y la vesícula, es lo que nos propone ANDREAS MORITZ en su libro "Limpieza del hígado y de la vesícula", pero teniendo en cuenta sustituir las sales de Epson (sulfato de magnesio), que son muy irritantes, por carbonato de magnesio en polvo.

MEDICINA CUÁNTICA Y BIORESONANCIA

Consiste en la recuperación de la salud a través de la reconstrucción del campo bioenergético por estímulos que despiertan la capacidad sanadora del propio organismo.

A través de un rastreo mediante un programa informático se detecta las alteraciones energéticas de las personas y automáticamente da la información necesaria para la autocuración de los órganos de la columna vertebral, problemas de la piel, estrés, ansiedad, dolores...

TERAPIA NEURAL

Es una forma de reconstruir los circuitos energéticos (que son los meridianos de acupuntura). Cuando una persona pasa por el quirófano para una cirugía eso afecta también a los circuitos energéticos.

Si inyectamos un ion radiactivo en el primer punto del meridiano (punta del dedo) y hacemos una gammagrafía (método de exploración clínica fundamentado en la administración endovenosa de una sustancia radiactiva que se fija sobre las células en la parte del cuerpo que se va a estudiar), veremos el trayecto que sigue el ion y también la interferencia en el lugar donde hay la cicatriz.

El trayecto que sigue el ion es el trayecto que la medicina china llama 'meridianos de acupuntura', que anatómicamente no se puede ver.

En el lugar de la cicatriz el ion inyectado pierde su

intensidad y además se dispersa. La terapia neural es la reconstrucción de este punto deteriorado del circuito energético.

Campos interferentes

El campo interferente es un tejido crónicamente alterado y despolarizado que produce por vía neural afecciones y enfermedades a distancia:

- sinusitis
- amigdalitis
- afecciones en las piezas dentales
- afecciones en la vesícula biliar
- afecciones en el intestino
- cándidas
- problemas con la flora intestinal
- cicatrices
- dismenorrea
- el DIU (dispositivo intrauterino) también puede constituir un campo interferente

Cualquier infección, inflamación, traumatismo, cicatriz, afección odontológica, etc., así como traumatismos emocionales, pueden actuar como campos interferentes, produciendo estímulos en el sistema nervioso vegetativo que pueden llevar la enfermedad a otra parte del cuerpo.

Estos campos interferentes pueden ser desconectados con la aplicación de anestésicos locales diluidos y en pequeña cantidad. En mi caso, al no tolerar el anestésico, usaron suero fisiológico con buenos resultados.

Me aplicaron el tratamiento en cicatrices de amígdalas, zonas de piezas dentales extraídas y cicatriz en la rodilla operada. Como campo interferente tenía dos piezas dentales desvitalizadas con coronas y me recomendaron su extracción con el fin de mejorar mi sintomatología.

Según los estudios y la comprobación con muchos pacientes, el Dr. E. Adler demuestra la correlación de campos energéticos entre la mandíbula y el área dental con las otras partes del cuerpo a través del sistema nervioso vegetativo.

Estas correspondencias fueron descritas por el Dr. R. Voll, que las desarrolló después de múltiples investigaciones con el diagnóstico de aparatos de electroacupuntura y con la colaboración del Dr. Kramer, cirujano dental.

Existe por tanto una relación entre el área dental y todos los nervios de la espalda: nervios intercostales, plexo lumbar, plexo sacro, plexo del coxis. Todos esos nervios están afectados en la fibromialgia.

Me extrajeron las piezas 46 y 14 de la boca, que estaban defectuosas. Estas dos piezas tienen una conexión en común con el esfenoides, el pie, la zona radial de la mano, el hombro, el codo, un segmento de la médula espinal (C7, C6, C5, D4, D3, D2, L5, L4), diversas vértebras (C7, C6, C5, D4, D3, L5, L4), el pulmón derecho, el intestino grueso, las venas.

La pieza dental 46 también estaba relacionada con la región ileocecal derecha y la pieza 14 con el timo, el lóbulo posterior y la pituitaria. Al ver estas conexiones decidí hacer las extracciones, ya que tenía muchos problemas relacionados con esta lista.

ALERGIAS Y ENFERMEDADES POR CONTACTO CON LOS METALES

Los metales se pueden encontrar en nuestro cuerpo en:
- amalgamas
- implantes dentales
- aleación por prótesis metálicas
- tatuajes
- piercings
- DIU (dispositivo intrauterino)
- Vacunas (la mayoría de las vacunas contienen el tiomersal, que es una sal orgánica de mercurio, por tanto, tóxica).

Los síntomas más frecuentes son:

(todos ellos se encuentran en la fibromialgia)

- dolor de cabeza
- migraña
- neuralgias
- artralgia (dolor en las articulaciones)
- depresión
- insomnio
- fatiga

Enfermedades relacionadas directamente con las alergias a los metales:

- esclerosis
- **fibromialgia**
- lupus eritematoso
- eczema
- psoriasis
- síndrome de fatiga crónica
- enfermedad de Crohn
- liquen plano oral
- síndrome de Sjögren
- artritis reumatoide
- alergias no explicadas
- esclerosis lateral amiotrófica
- ardor o picor oral
- autismo

Los implantes y las restauraciones dentales clásicamente se han hecho con metales.

La composición de las amalgamas es variable, pero en líneas generales contienen un 50% de mercurio, un 35% de plata, un 9% de estaño, un 6% de cobre y trazas de paladio. En la boca, en contacto con la saliva se facilita la disolución, y por tanto su ionización y unión a las proteínas. Me gustaría que los odontólogos utilizaran las amalgamas sin tóxicos.

La presencia conjunta de diversos metales produce efectos que facilitan su corrosión y por tanto su unión a proteínas y la aparición de un proceso alérgico que se manifiesta en los síntomas nombrados. También se puede presentar alergia al oro y al platino, utilizados en los puentes y empastes de la boca.

El material actual utilizado en los implantes es el titanio, que también puede oxidarse y ser la causa de alergias importantes.

Respecto a las personas que tengan empastes dentales con amalgamas, implantes dentales, puentes, etc. con material metálico; personas con prótesis metálicas, placas, tornillos de operaciones de traumatología, tatuajes, piercings; las que presenten síntomas de las enfermedades antes indicadas o sencillamente trastornos de salud no relacionados a ningún síndrome clásico… Se puede sospechar que padecen alergia a los metales. Y se puede solicitar un test para verificar este tipo de alergia.

Cuando una persona está diagnosticada de fibromialgia, sería bueno que tuviera en cuenta todo ello.

CONSEJOS PRÁCTICOS EN MOMENTOS DE MUCHO DOLOR

En los momentos de dificultades, conflictos, enfados, etc., antes de que esta energía nos tense aún más la musculatura y nos produzca más contracturas y más dolor, es mejor practicar cualquier actividad física sin perder un instante, como por ejemplo caminar, dar golpes a un cojín… Lo que sea, excepto quedarse quieta y que la ira se convierta en dolor.

En los puntos dolorosos es bueno aplicar calor con una bolsa de agua caliente (no con una esterilla eléctrica), pero cuando el dolor es generalizado lo mejor es una ducha de agua muy caliente. Los momentos más adecuados para la ducha son al levantarse y antes de irse a dormir, pero es buena en cualquier momento.

Cuando el dolor es más fuerte lo tenemos en la zona alta y/o media de la espalda, lo mejor es caminar un rato, siempre sin nada en las manos, llevando lo más imprescindible en el bolsillo. El movimiento natural de los brazos produce un masaje que alivia el dolor.

Si el dolor es en la zona lumbar, en el sacro o en las caderas, es mejor descansar recostada y practicar respiraciones abdominales, relajación y meditación. La relajación en los momentos de mucho dolor es mejor empezarla por la cabeza, pues es donde se encuentran los centros superiores del sistema nervioso que nos informan del dolor, como el tálamo, el hipotálamo, el sistema límbico y el córtex. Recordemos que en la meditación interviene la conciencia junto a la voluntad y la imaginación. Si ordenamos que estos centros se relajen al inicio de la práctica de relajación, las otras partes de nuestro cuerpo, como el tórax, los brazos, el abdomen o las piernas, entrarán más pronto en el proceso de disminución del dolor. La meditación es el mejor relajante muscular.

Durante el día, aunque los dolores sean intensos, es recomendable no estar tumbada más de dos horas. Siempre es mejor cambiar de postura frecuentemente; así, después de estar acostada, sentarse, y después caminar. Procura no estar de pie parada. Es práctico tener un taburete en el baño y en la cocina y utilizar una silla que nos resulte cómoda.

El tema de los colchones es muy importante. Buscaremos que sea, si es posible, de materiales naturales (conviene probar algunos antes de comprarlo).

Recordemos que el masaje shiatsu es el único indicado en la fibromialgia, junto con la reflexoterapia (masaje en los pies).

La acupuntura tiene una serie de puntos que son calmantes del dolor y otros relajantes, para poder dormir.

6

MEDICINA DEL HÁBITAT

TRASLADO DE VIVIENDA –INICIO DE LA ENFERMEDAD

A los 49 años hice le proyecto de nuestra futura casa con jardín, muy cerca de donde vivíamos. Era la ilusión de mi vida después de 27 años de vivir en un piso que estrenamos cuando nos casamos.

Fue muy agradable poder hacer el proyecto de la futura vivienda y lo viví como un momento muy importante de mi vida, ya que había puesto muchas expectativas y era un deseo de hacía muchos años. Un jardín con muchas flores y con árboles siempre ha sido para mí de vital importancia; una alegría más para hacer la vida agradable, un regalo para la vista y el olfato. Un contacto con lo más estético de la naturaleza, con la belleza de las plantas y con la visita de muchos pájaros con sus cantos. La inauguramos en enero de 1999.

Toda esta maravilla la pude disfrutar durante ocho meses, ya que en septiembre de 2000 me diagnosticaron fibromialgia. En aquella época empecé a encontrarme bastante mal.

No tenía ni la más remota idea de que existían unas energías procedentes de la Tierra que podían influir negativamente sobre la salud de las personas. Cuando yo estudiaba, la Escuela de Arquitectura de Barcelona no incluía en sus programas nada relacionado con la geobiología; y me pregunto: ¿cómo podían ser tan ignorantes de algo tan importante para la salud? ¿Por qué menospreciaban unos conocimientos tan antiguos como el hombre? Afortunadamente en la actualidad se imparten, en universidades como la Ramon Llull, la UPC de Barcelona y otras, cursos de postgrado sobre geobiología y salud del hábitat para arquitectos e ingenieros. Ahora cada vez son más los profesionales que utilizan estos conocimientos para proyectar viviendas y otros edificios.

La fibromialgia fue apoderándose de mí, mes a mes, sin saber el porqué de mi empeoramiento día tras día. Durante un año y medio dormimos, mi marido y yo, en la habitación más bonita de la casa, la que daba al jardín. Yo no sabía que estábamos durmiendo encima de una corriente muy fuerte de agua subterránea y sobre un cruce de una línea Hartmann con una línea Curry. Me informaron que era el peor lugar donde dormir y que podíamos desarrollar un cáncer.

La exposición prolongada a estas líneas puede provocar insomnio, fatiga, migrañas, irritabilidad, depresión, inflamación de los párpados, malestar generalizado, problemas de concentración, problemas de inflamación venosa, dolores musculares, reuma, estrés, disminución de la eficacia del sistema inmunológico, enfermedades degenerativas, cáncer, esclerosis múltiple...

Yo tenía muchos de estos síntomas, sin saber que el lugar donde dormía podía influir tan negativamente. Después de un mes de cambiar de dormitorio mi estado general mejoró; gran parte de los síntomas se aliviaron un poco. Después de esta experiencia considero de vital importancia que las personas con fibromialgia se hagan un estudio geobiológico de sus casas y especialmente de sus dormitorios y lugares de trabajo. No obstante, quiero dejar claro que la fibromialgia no se genera solamente con las geopatías, las cuales constituyen, eso sí, un factor más a tener en cuenta.

GEOBIOLOGÍA

El hombre está expuesto constantemente a diversas radiaciones: unas provienen del cosmos, otras del subsuelo de la tierra y otras de nuestro entorno.

Todos ven claro lo que significan las radiaciones solares; algunos consideran también que la Luna es importante para nosotros, pero pocos aceptan que de la Tierra puedan surgir unas radiaciones que tienen una influencia positiva o negativa, dependiendo de la energía del lugar.

Hay diversos estudios que muestran la influencia de las radiaciones, sean naturales o artificiales. Dentro de las radiaciones naturales, las alteraciones telúricas pueden proceder de corrientes de agua, fallas, líneas Hartmann, líneas Curry, etc. Dentro de las radiaciones artificiales o del entorno podemos estar afectados por campos eléctricos, electromagnéticos, microondas, telefonía móvil...que tienen también una influencia negativa en la salud.

GEOPATÍAS

Cuando el hombre recibe un exceso de radiación procedente del subsuelo y del entorno durante un cierto tiempo aparece una geopatía que dependiendo de la naturaleza de cada persona puede influir sobre su salud en mayor o menor grado.

Estudios recientes indican que la leucemia y diversos tipos de cáncer pueden estar vinculados con la exposición a radiaciones a niveles muy altos o a radiaciones más débiles pero durante largo tiempo.

Las geopatías pueden ser causadas por:

1.-Corrientes de agua subterránea

Son las más patógenas. Se ha descubierto que en el caso de las enfermedades degenerativas, están presentes en más de un 80% de los casos. También tienen influencia sobre las enfermedades crónicas. Su radiación actúa en las defensas y provoca diversas disfunciones antes de llegar a la enfermedad.

2.- Redes de líneas Hartmann

Forman una cuadrícula sobre la tierra y están orientadas en las direcciones norte-sur y este-oeste. La anchura de estas líneas es aproximadamente de 20 cm y están separadas entre ellas desde 160 cm hasta 260 cm.

3.- Redes de líneas Curry

Forman otra cuadrícula nordeste-sudoeste y noroeste-sudeste. Sus líneas tienen una anchura de 40 cm y la separación entre ellas oscila entre 4 y 8 metros. Su sola radiación no acostumbra a ser patógena, ya que la intensidad energética que desprenden es baja, pero en los cruces sí que generan una radiación de tipo *Yang*.

Los efectos patógenos de la red Curry son más fuertes que los producidos por la red Hartmann.

Entre estas retículas de las redes Hartmann y Curry hay unas zonas sin perturbaciones que son los lugares donde se deben colocar las camas y las mesas de trabajo.

Dentro de las radiaciones del entorno podemos distinguir dos tipos: las electromagnéticas de alta frecuencia, las producidas por campos eléctricos y las producidas por microondas.

Se trata de hacer, por parte de un buen experto, un buen estudio geológico de la casa. Así, sabremos las zonas donde descansar y donde trabajar para evitar las influencias patógenas.

Es necesario comprobar, también, que por la fachada de la vivienda no pasen líneas eléctricas de gran consumo, y que cerca de la casa no haya líneas de alto voltaje.

Es conveniente dormir lejos de los aparatos como radio-reloj despertador, televisor, ordenador, enchufes, transformadores...

MEDICINA DEL HÁBITAT

Se trata de identificar, evaluar y neutralizar o armonizar las patologías ambientales. Mediante un test de kinesiología se puede saber si la persona está afectada por radiaciones geopatógenas o electromagnéticas.

Es importante descartar que nuestra enfermedad pueda ser incrementada por las geopatías, entre otros factores, ya que nuestro cuerpo es un depósito de agua. Si tenemos síntomas de enfermedad es porque existe un campo interferente. El agua de nuestro cuerpo almacena las frecuencias malignas de los lugares con geopatías (cuanto más tiempo permanezcamos en estos espacios más frecuencias distorsionadoras acumularemos).

A causa del campo interferente, las órdenes que da nuestro ADN se distorsionan; las células no pueden interpretarlas y crean una atracción hacia las sustancias tóxicas, que pueden producir la enfermedad, entre otros factores.

En la ciudad de Moulins (Francia) el Dr. J. Picard observó que un barrio tenía un elevado número de muertos por cáncer que no era lo que las estadísticas consideraban normal. Se realizó el estudio geobiológico del barrio y el resultado fue muy evidente: había una corriente de agua subterránea muy amplia a 80 m de profundidad sobre una falla que se encontraba a 150 m, en una zona próxima. Esta corriente tenía diversos afluentes que ampliaban la zona afectada.

Cada persona interactúa con estas radiaciones de forma diferente, dependiendo del potencial de respuesta a las agresiones del medio y de los mecanismos inmunológicos. Pero es evidente que la sobrexposición a alteraciones telúricas y campos electromagnéticos, junto con sustancias tóxicas, aire contaminado, materiales inadecuados de construcción, etc., llevan a una sobrecarga que afecta a la salud. Es recomendable liberarse de las geopatías; es necesario comprobar si nuestros síntomas cambian sólo con un desplazamiento o reorientación cardinal de la cama donde dormimos. Se recomienda situar la cabecera de la cama en dirección norte (nos calma) o bien este (nos regenera) o toda la zona noreste. Si hacemos estos cambios, cuidamos la alimentación, hacemos ejercicio y ponemos en práctica un nuevo estilo de vida rencontraremos el equilibrio y la salud.

BIOARQUITECTURA

Los materiales de construcción que utilizamos para pintar, barnizar, sellar, enganchar y aislar convierten nuestras viviendas y lugares de trabajo y ocio en lugares de intoxicación. Nos producen debilidad y cansancio, y lentamente nos conducen a enfermarnos. Hay una serie de trastornos graves que provienen de inhalar sustancias como gases o polvos venenosos. Sería bueno utilizar productos innocuos, que ya están en el mercado. Asbestos, formaldehído, dioxinas… son sustancias tóxicas. Nosotros hemos de asumir nuestra responsabilidad y pedir productos no tóxicos; no esperar que lo hagan los constructores, los arquitectos… o los políticos.

PIRÁMIDES

Cuando tienes una dificultad en la vida, como esta enfermedad, y conoces a alguien que la ha superado, esto te da mucha fuerza. Si ella ha podido, yo también. Esta fue mi reacción. L.F., terapeuta y radioestesista, me demostró la fuerza de las pirámides.

Colocó en mi casa unas cuantas pirámides orientadas N-S de dimensiones diferentes, según la superficie del espacio. Fue muy interesante comprobar que las varillas de radioestesia no hacían ningún movimiento. A partir de aquel día fui sustituyendo aquellas pirámides, construidas con palitos de madera, por pirámides de gemas, principalmente de cristal de cuarzo, y los espacios se armonizaron considerablemente.

Esta experiencia me llevó a querer saber más sobre la fuerza de las pirámides y me compré dos libros. Fue a través de ellos que supe que los egipcios aplicaron a las pirámides sus conocimientos sobre la materia, la forma y la fuerza capaz de modificar los procesos naturales. También conocían la radioestesia, como lo muestra el hecho de que se encontraron varillas y péndulos en diversas pirámides.

La fuerza de la pirámide no sólo actúa en su interior, sino también lo hace sobre el entorno. Es decir, que existen dos campos de calidad diferente: uno muy potente en el interior de la pirámide y otro menos potente en el exterior, pero de una considerable energía.

Según el experto Brian Josephson (1974) esta energía externa puede modificar las enzimas de las personas y así mejorar el estado de salud de los que padecen problemas de tipo emocional (como las personas enfermas de fibromialgia).

PUNTAS DE CRISTAL DE CUARZO

Otro consejo que he puesto en práctica proviene de A.A., experto en minerales. Consiste en colocar puntas de cristales de cuarzo en los puntos de entrada y salida de la línea telúrica o corriente de agua del subsuelo, en el espacio que está afectado. También se puede comprobar su efecto con las varillas o el péndulo.

PROPIEDADES TERAPÉUTICAS DE LAS GEMAS

El reino mineral también nos puede ayudar con su color y su vibración.

El color depende de la luz y de los metales que contiene; la vibración energética depende de la longitud de onda.

Las gemas tienen también otras propiedades que conviene considerar: la luminiscencia, el magnetismo, la conductividad eléctrica, la radiactividad y el peso específico.

Para aliviar la sintomatología de la fibromialgia he elegido doce gemas:

Actinolita. Para las personas que padecen calambres.

Cuarzo transparente (para mí la mejor gema). Nos ayuda en la meditación y en la curación de todas las enfermedades. Proporciona relajación y paz. Nos ayuda a pensar positivamente. Refuerza nuestro campo energético y es equilibrador. Las mejores tallas son la pirámide y la esfera.

Cuarzo amatista. Consuela en el dolor y los momentos de ansiedad. Tiene vibraciones sedantes para aliviar el insomnio. Indicado en los estados depresivos. Es una piedra que crea armonía.

Cuarzo citrino. Incrementa la actividad del hígado y del sistema muscular. Indicado para los trastornos intestinales y los estados depresivos. Refuerza el sistema inmunológico.

Cuarzo rosa. Es el mineral más relajante. Alivia la ansiedad y nos ayuda a expresar los sentimientos.

Diamante. Simboliza la búsqueda de la perfección. Es la piedra de la alegría espiritual. Aumenta la energía física. Intensifica las propiedades de las otras gemas. Está indicado en el periodo de la menopausia y es eficaz en la psoriasis.

Granate. Se utiliza desde la antigüedad para aliviar las enfermedades del hígado, huesos, pulmones e intestinos. Está indicado para la depresión y la tristeza. Es útil en caso de mala circulación y en caso de anemia.

Jaspe rojo. Está indicado en caso de enfermedades

hepáticas.

Lapislázuli. Es la piedra indicada para los desequilibrios emocionales.

Ópalo. Actúa sobre la mente y las emociones. Calma la depresión y la apatía. Está indicado en el tratamiento de los trastornos hepáticos, del páncreas y del bazo.

Rutilo. Con el cristal de roca forma el llamado cuarzo rutilado, que tiene un efecto relajante. Está indicado en la depresión y los estados de poca energía. Aporta fuerza espiritual y física y ayuda a la circulación.

Variscita. Relaja las tensiones de la vida y despierta en nosotros la alegría del niño interior. Indicada en caso de insomnio, enfermedades reumáticas y para mejorar la memoria, la intuición y el trabajo psicodinámico de los sueños.

7
ALIMENTACIÓN BIOLÓGICA Y MACROBIÓTICA

El ser humano es el resultado de la transformación de los alimentos.

COMER PRODUCTOS AUTÓCTONOS

Las plantas y los animales se alimentan de aquello que forma parte del medio donde habitan. Ingieren nutrientes procedentes de este medio, pero también incorporan, a través del agua, informaciones más sutiles presentes en la tierra relativas a elementos que son tóxicos, como los metales pesados. Y así como los nutrientes sirven a nuestro cuerpo para reconstruirlo y fortalecerlo, la información sobre elementos tóxicos es transferida a nuestro cuerpo como si fuese un medicamento homeopático; así se fortalece nuestro sistema inmunitario. Si podemos elegir, es mejor cocinar la comida de nuestra tierra (porque contiene la información que nos puede prevenir homeopáticamente contra los tóxicos de nuestro entorno), con una batería de cocina de acero inoxidable y con cucharas de madera.

COMIDAS PREPARADAS, CONSERVAS, CONGELADOS

Cuando hacemos la compra es necesario leer el contenido en los envases, para evitar así la ingesta de sustancias como los conservantes, espesantes y potenciadores del sabor, como por ejemplo el glutamato monosódico, ya que es MUY TÓXICO.

Por tanto, es importante saber alimentarse física y energéticamente. Los alimentos preparados, las conservas y los congelados desde el punto de vista físico parecen lo mismo, pero son un problema para la salud energética.

Cuando comemos una verdura fresca que se caracteriza por mantener sus moléculas de agua unidas, tiene un alto valor nutritivo, a causa de la energía que nos aporta.

Si comemos erróneamente podemos enfermar, por el hecho de que los órganos también tienen su parte energética y necesitan la vitalidad de los buenos alimentos para conservar la salud. Los astronautas no pueden vivir sanos durante mucho tiempo porque sus alimentos no contienen energía vital.

Un ejemplo lo tenemos en el arroz blanco y el arroz integral. Si los plantamos a la vez, del grano de arroz integral crecerá una planta, porque guarda su energía. Del grano de arroz blanco no crecerá nada, porque ya la ha perdido; es un alimento energéticamente muerto.

Los alimentos han de proporcionarnos vida. Si un alimento ya no es un medio vivo, sino que por su elaboración se convierte en un medio muerto (por la destrucción de su estructura biológica), entonces ya no nos alimentará. La consecuencia es el residuo que deja dentro del organismo. Nuestro cuerpo, en vez de recibir energía del alimento, ha de consumir una energía que no ha recibido para digerirlo.

La enfermedad es un desequilibrio de energía y se expresa en forma de síntomas.

ALIMENTACIÓN Y CUIDADO DE NUESTRO CUERPO

Es difícil evaluar con precisión los impactos de la mayoría de sustancias químicas que circulan por el mercado. En Bruselas, la organización WWF (Fondo Mundial para la Naturaleza) hizo un análisis de sangre a un grupo de familias y encontró 70 sustancias químicas peligrosas. Cuantos más años tiene la persona, más contaminada está. Los residuos químicos que incorporamos ocasionan daños en los sistemas hormonal y neurológico.

Actualmente, un estudio realizado en Canarias a 700 personas, aún detectó niveles del insecticida DDT en un 43% de la población sana.

Otros estudios destacan que en las zonas urbanas la población acumula más PCB (policlorobifenilos), dioxinas, furanos y otros tóxicos de origen industrial, mientras que en áreas rurales prevalecen los contaminantes con el insecticida DDT y sus derivados.

La Dra. Hulda Regehr Clark dijo, en el libro *The cure for all diseases*, que las enfermedades tienen su origen en dos causas principales: los parásitos y las sustancias contaminantes. Llegó a esta conclusión después de estudiar durante años los tejidos de los tumores cancerosos, que contenían siempre ambos factores.

Esta doctora nos dice: "Los contaminantes han ido aumentando en nuestro mundo occidental con el apogeo de la comida procesada, más la contaminación ambiental, más el uso de instrumentos electrónicos, etc. Nuestro cuerpo trata de deshacerse de los parásitos y contaminantes toda la vida. Lo hace a su manera. Fabrica piedras, secreciones mucosas, crea sus propios lugares donde depositar todas estas toxinas. Son buenas tácticas si el organismo no está muy fatigado o intoxicado para realizar esta tarea. Limpiar el hígado es la forma más poderosa de ayudar al organismo a curarse después de que los parásitos hayan sido eliminados. Hay miles de pequeños cálculos biliares acumulados en los conductos biliares. Los riñones también contienen un gran número de pequeñas piedras en su esfuerzo por mantener el cuerpo limpio de toxinas, así como de diversos metales como el plomo, cadmio, mercurio y otros contaminantes indisolubles."

Hemos de tener presente que somos el último peldaño de la cadena alimenticia y por tanto absorbemos las sustancias tóxicas de todos los productos que han contaminado vegetales y animales.

Además debemos tener en cuenta que la ciencia rompe la cadena molecular con la creación de los alimentos transgénicos. Si continuamos por este camino, rompemos el orden natural que mantiene la unidad. De aquí pueden surgir enfermedades, malformaciones, etc.

CONTAMINANTES DERIVADOS DE LA INDUSTRIA DEL PETRÓLEO

Actualmente existe una microcontaminación en la comida y en los productos de uso diario (limpieza y productos corporales) que están elaborados con derivados de la industria del petróleo. Uno de los más utilizados es el alcohol isopropílico, llamado también propanol, isopropanol y alcohol de friegas. En su presencia, el parásito *Faciolopsis buskii* puede completar su ciclo de vida en el cuerpo humano. Otros solventes que contribuyen al parasitismo son el benceno, metanol, xileno, tolueno... El alcohol isopropílico se acumula en el hígado. Una vez dejamos de utilizar los productos que lo contienen, desaparece de nuestro cuerpo en pocos días. La capacidad y la inteligencia de nuestro cuerpo es tan grande que una vez nos hemos desecho de lo que nos enfermaba se pone a trabajar inmediatamente para restaurar los tejidos deteriorados. Esto nos conduce a creer en la filosofía tibetana que postula: "Si hay una célula sana en todo el cuerpo, se puede regenerar entero".

La mayoría de productos de consumo diario, como dentífricos, desodorantes, champús... incluso la tetina del biberón, contienen sustancias químicas artificiales (actualmente ya hay alguna empresa de puericultura que fabrica biberones SIN BISFENOL A). Hay más de 100.000 sustancias químicas, de las cuales sólo se han analizado un 5%. Estas sustancias comportan graves consecuencias para la salud y el medio ambiente.

Esta es la lista de productos que contienen alcohol propílico:

- champús
- spray y espuma para el pelo
- cosméticos
- líquido bucal y pasta de dientes
- café descafeinado
- vitaminas, minerales y suplementos (los no naturales y a veces también los naturales; es necesario mirar siempre la composición)
- agua embotellada en plástico
- azúcar blanco

- bebidas carbónicas
- zumos de fruta industriales
- comida procesada

VEGETALES BIOLÓGICOS

Su objetivo es conservar el medio ambiente, mantener y aumentar la fertilidad de la tierra y proporcionar alimentos con todas sus propiedades naturales.

La agricultura biológica favorece la utilización de recursos renovables y el reciclaje (ya que restituye la tierra con productos residuales). Las hortalizas, verduras y productos vegetales biológicos se cultivan sin aditivos de síntesis química (insecticidas, herbicidas, fungicidas, fertilizantes…) y se evita también la manipulación genética (alimentos transgénicos). Como alternativa para evitar las plagas se utilizan técnicas que se fundamentan en métodos preventivos de conservación del ecosistema y reducción de la contaminación.

Mientras que la agricultura intensiva busca el precio, la imagen y la resistencia, la agricultura biológica busca el sabor, la conservación de las variedades autóctonas y la salud. Los alimentos biológicos son asimilados por el organismo sin alterar las funciones metabólicas. Los expertos en nutrición opinan que gran parte de las enfermedades degenerativas tienen su origen en una alimentación errónea.

Los alimentos biológicos contienen más vitaminas (especialmente la vitamina C); minerales esenciales como el calcio, magnesio, hierro, cromo; antioxidantes; carbohidratos; proteínas; y menos agua. También se conservan más tiempo. Para nuestro organismo es mejor seguir las estaciones con los alimentos y consumir el producto de la temporada, como se hacía antiguamente.

En la agricultura biológica o ecológica se preservan las semillas; así se evita la desaparición de muchas variedades.

Otro factor a tener en cuenta es que las verduras biológicas no contienen nitratos, ya que no se utilizan abonos nitrogenados. Por tanto son mejores para el estómago de los niños, que tienen menos capacidad de contrarrestar los efectos negativos del exceso de nitratos.

Según la bióloga y experta en pesticidas Catherine Wattiez, estos productos están estudiados para acabar con la vida de determinados insectos y hongos, pero con el tiempo también *matan* a los seres humanos. El número de agricultores muertos en el mundo por pesticidas se calcula en más de 40.000. Las leyes velan porque cada una de estas sustancias no sobrepase la cantidad establecida, pero no prevén la suma de pesticidas diferentes en un mismo alimento. Esta suma es más bien una multiplicación, ya que el efecto conjunto de diversos pesticidas es mucho más tóxico, especialmente para los niños. Los pesticidas pueden producir cáncer, Alzheimer, Parkinson, problemas neurológicos, problemas de concentración y memoria, dolor de cabeza, problemas de reproducción, alteraciones del sistema hormonal y del sistema digestivo. La Organización Mundial de la Salud (OMS) reconoce como sospechosas de producir cáncer 92 sustancias permitidas. Catherine Wattiez dice que, para tener buena salud, nos recomiendan que tomemos frutas y verduras, pero ella nos advierte que estas están expuestas, con toda seguridad, a un cóctel de contaminantes, de manera que hemos de seleccionar con cuidado qué frutas y verduras comemos.

En nuestra vida estamos rodeados de más de 100.000 sustancias químicas artificiales: están en nuestros alimentos frescos y elaborados, en nuestra ropa, en nuestra casa, en los productos de limpieza como detergentes, píldoras y cosméticos, en las amalgamas dentales, en los plásticos…

En referencia a la limpieza de la casa, es posible utilizar productos inocuos para nosotros y el medio ambiente. Se recomienda utilizar el bórax (ácido bórico, sosa y agua), que además de limpiar, desinfecta. Hemos de reducir el uso de lejía y utilizar más el vinagre.

En conclusión: la ecología, la sostenibilidad, el uso racional de la energía y de las materias primas, la preservación del medio, el conocimiento de la naturaleza y el respeto hacia ella, el reciclaje, la contaminación… son elementos sobre los que conviene reflexionar, lo cual puede movernos a reorientar algunos aspectos de nuestra vida.

ANIMALES BIOLÓGICOS

La ganadería ecológica pone especial atención al buen estado de los animales respecto al espacio donde se mueven y a la alimentación, que es ecológica.

Los animales pueden pastar y el espacio dentro del estable tiene unas dimensiones, una ventilación y una luz adecuadas. No está permitido el uso de antibióticos como tratamiento preventivo, ni de hormonas de crecimiento, ni de tranquilizantes. El animal crece a su ritmo natural y no se le practica la inseminación artificial. Otra característica de la ganadería ecológica es que potencia las variedades autóctonas, que son las que mejor se adaptan a las condiciones de la zona.

Al lado de las consideraciones medioambientales, la salud ha sido el motor que ha impulsado el crecimiento del mercado ecológico. En Europa, el primer país en consumo biológico es Alemania (el 25% de la población ha elegido este tipo de alimentos). Le siguen Inglaterra, Italia y Francia. En España, en el año 2007, sólo un 0,2% de la población había tomado conciencia de sus beneficios.

Actualmente estas cifras van aumentando, gracias a las garantías de seguridad y de calidad de estos productos. Hace unos años la oferta biológica estaba centrada en la fruta, verdura, carne, huevos y productos lácteos; ahora el cesto de la compra se puede llenar con todos los productos necesarios para una buena alimentación. También día a día aumenta el comercio dedicado a los productos biológicos.

Desde mi experiencia puedo decir que los productos ecológicos tienen mejor sabor; me recuerdan al sabor de los alimentos de cuando era pequeña. Además me ayudaron a dar el paso definitivo hacia la curación en tan solo un año.

Aprovechando que he evocado la infancia quiero hacer una puntualización. Acostumbramos a dar a los niños pequeños puré de frutas para merendar, que contiene dos o tres piezas de fruta. Sería recomendable que esta fruta fuese biológica. Les estamos dando una cantidad de residuos químicos peligrosa en una edad en que sus mecanismos de desintoxicación son inmaduros. Esto puede repercutir en su salud, con consecuencias más graves que en el caso de los adultos.

En Italia, desde 1999 hay una ley que obliga a que los alimentos destinados a escuelas, universidades y hospitales sean biológicos. En España, sólo en Andalucía hay un convenio para promover los menús escolares elaborados con alimentos biológicos.

AGUA Y SAL

Es curioso saber que nuestro organismo se compone aproximadamente de un 70% de agua y de un 1% de sal, igual que el planeta Tierra. El agua es bipolar (cada molécula tiene un polo positivo y uno negativo) y está cubierta de un campo electromagnético. Como la Tierra, que tiene un polo positivo y uno negativo y está rodeada de la atmósfera.

El agua y la sal, tan importantes para la vida, han sufrido ya hace años un proceso de degradación que ha sido la causa de muchas enfermedades. El biofísico alemán Peter Ferreira ha estudiado la capacidad curativa del agua y la sal. En el caso de la fibromialgia podemos decir que tomar sal diariamente es vital. La cantidad dependerá de la constitución de la persona.

Actualmente el agua potable es clorada y también fluorada, con la finalidad de esterilizarla de microrganismos y bacterias infecciosas. Lo que no nos explican es que también mata las bacterias buenas y desinfecta la sangre. Mata los organismos que fortalecen el sistema inmunitario y favorece la enfermedad.

Cuando el agua se calienta el cloro se convierte en ácido clorhídrico, que explota y se oxida con gran facilidad. Todos estos procesos anormales de oxidación producen roturas, con pequeños coágulos debajo de la piel y una alteración de los flujos de energía natural dentro del cuerpo humano. Sería recomendable que el agua del grifo estuviera filtrada previamente por un declorador de carbón activo.

LA SAL

El mar acepta toda la suciedad de los ríos y lo purifica

todo, lo estabiliza todo y tiene su propia fauna y flora.

¿De dónde procede esta fuerza purificadora del mar? De la sal. La sal es *Yang*. Es mágica; se encuentra dentro de la sangre del hombre. Limpia nuestra sangre y la transforma en elementos nutritivos. La sangre es el mar en miniatura dentro de nuestra constitución.

Si en vez de sal completa tomamos el azúcar (chocolate, bombones, zumos de fruta, pasteles, confituras –elementos ricos en potasio, que neutralizan la sal dentro de nuestro organismo-) perdemos la posibilidad de estar sanos, y nos convertimos en enfermos reales o potenciales.

La estructura atómica de la sal no es molecular, sino eléctrica. Cuando la disolvemos en agua tiene conductividad y da vida a todas las células de nuestro organismo. Cuando falla la conductividad eléctrica se aflojan las conexiones indispensables para la vida.

Si analizamos la sal veremos que tiene 84 elementos químicos, como el cuerpo humano, pero nosotros consumimos una sal que sólo tiene dos (es el cloruro sódico). En la naturaleza no existe el cloruro sódico aislado; por tanto lo que debe hacer nuestro cuerpo es unirse a los elementos que le faltan para construir la unidad, cosa que constituye un problema para nuestro organismo. Los otros 82 elementos se utilizan en la industria para la transformación de procesos industriales: aceites minerales, plásticos, conservantes…

Es posible demostrar clínicamente que la mayoría de las personas tienen deficiencia de sal, a pesar de estar sobrecargadas de cloruro sódico, con una cantidad superior de la que somos capaces de expulsar. El agua que nuestro cuerpo sacrifica para expulsar este cloruro sódico es agua celular. Cuando el cuerpo humano no puede sacrificar más agua celular la cristaliza, conjuntamente con los aminoácidos de origen animal, y forma cristales de ácido úrico. Esto da lugar a artritis, artrosis y diversas enfermedades reumáticas.

La sal que consumimos la recubren con hidróxido de aluminio (metal pesado, para que no haga grumos) y a veces se añade yodo y flúor para enriquecerla químicamente, lo que origina más problemas.

Con la sal de 84 elementos, que tiene los mismos

elementos que contiene el cuerpo humano, **la sal de cristal** pura, podemos equilibrar nuestro cuerpo para autocurarnos de problemas pulmonares y del hígado, enfermedades neurales, hipertensión e hipotensión, hongos… Podemos mejorar la memoria, la capacidad mental y la fatiga crónica.

La sangre no es otra cosa que una *solución salina* similar al agua marina. Tomemos la sal completa sin refinar, sin aditivos, sin blanquearla; así garantizaremos que el líquido de nuestras células será transportado gracias a la electricidad que produce la sal dentro de nuestro organismo.

AGUA

La biofísica investiga los organismos vivos. Se ocupa del mundo mineral, vegetal, animal y humano. El ser humano se ha interesado mucho por la bioquímica, pero realmente es la biofísica la que ha estudiado la energía en vibración, que es la portadora de vida (la enfermedad es una carencia de esta energía).

La energía se materializa a través de la geometría mediante la cristalización. El agua en estado puro presenta dicha estructura cristalina. El libro *Mensajes del agua* del investigador japonés Masaru Emoto muestra que el agua tiene una estructura geométrica capaz de almacenar información. Esta estructura geométrica se puede romper. La biofísica sabe que cuando el agua fluye a través de cientos de metros por una tubería lo hace sometida a la misma presión, lo cual rompe la fase cristalina del agua. Por esta razón, y por la contaminación química, el agua ya no posee calidad biofísica ni bioquímica, y nos enferma.

En el tercer año del proceso de la enfermedad, en 2003, empecé a tomar conciencia de la importancia del agua que consumía (agua embotellada) e instalé un conjunto de aparatos para hacer del agua de casa un elemento bioquímicamente más puro, pero olvidé la parte más importante, que es la de recuperar la vitalidad del agua. Ahora, hace poco, he instalado un aparato para hacer agua bioquímicamente viva; es decir, un agua químicamente pura y con energía. Esta agua la utilizo para beber, para cocinar y para ducharme y he comprobado un cambio en mi vitalidad.

¿Cómo se puede convertir el agua en biológicamente viva?

Muchos científicos están convencidos de que la mayoría de las enfermedades en la actualidad están ocasionadas por la acumulación de productos tóxicos en el agua, que la contaminan y la convierten en agua muerta. Somos agua en un 70% y la necesitamos bioquímicamente pura, biológicamente viva.

Viktor Shauberger (1885-1958) investigó el principio de los remolinos del agua, que son capaces de disolver las estructuras de las sustancias tóxicas que se encuentran en el agua contaminada con productos químicos, metales... Ahora se sabe que el movimiento de las partículas en la naturaleza no es en línea recta, sino en espiral, con rotaciones muy regulares. Con el remolino se produce una fuerza centrífuga 130 veces más grande que la fuerza de la gravedad. El remolino proporciona un momento magnético a causa de las cargas eléctricas que permite desalmacenar determinadas frecuencias tóxicas y recuperar su orientación magnética.

MACROBIÓTICA

Entré en el mundo de la macrobiótica de la mano del Dr. P.T., acupuntor, que un día decidió que yo me merecía leer una maravilla que se titulaba *Le príncipe unique de la cience et la philosophie d'Extrem-Orient,* de Georges Ohsawa. Todos esos contenidos eran nuevos para mí y me despertaron un gran entusiasmo. El siguiente libro del mismo autor, *El zen macrobiótico,* me convirtió en una auténtica devoradora de libros sobre el tema. Comprendí que la filosofía y la alimentación macrobióticas eran de valiosa importancia. Me recordaban algo que ya sabía, pero que tenía olvidado. Lo digo porque en mi familia hay tres casos de curación muy interesantes de hace ya muchos años.

El primer caso fue el de mi sobrino Ricard, que, desde muy pequeño, con solo dos años, contrajo una grave enfermedad llamada nefrosis. En aquella época, ahora hace 44 años, nos dijeron que era una degeneración celular del tejido del riñón, y que no tenía solución, era mortal. Pero un médico muy especial, el Dr. A.B., encontró la solución a su curación: le prescribió una dieta durante dos años únicamente de arroz hervido, a parte de una medicación y reposo. Fueron pasando los años y Ricard fue el único superviviente de la sala del hospital donde ingresaban periódicamente durante las crisis. Todos sus amigos que padecían esta enfermedad se fueron muriendo.

El otro caso es el de mi hijo Ferran. Tenía sólo quince días de vida cuando lo ingresé. Estuvo dos semanas en una incubadora y los médicos no le supieron diagnosticar, pero le salvaron la vida. Sucedió hace 36 años.

Evidentemente, después del éxito de mi sobrino, llevé a mi hijo al mismo médico, que, con sólo verlo, sin explorarlo, le diagnosticó celiaquía. A parte de recomendarme una leche sin lactosa, me dijo que tomara cada día, junto con la leche, medio kg de zanahorias peladas, hervidas y trituradas. Cada vez que añadía un alimento nuevo no dejaba de insistir en continuar con las zanahorias.

Ferran, a los tres años dejó de ser celíaco. Nadie se lo creía, ya que decían que era una enfermedad que no se podía curar, que era crónica.

El tercer caso es el de mi hija Anna, que a los 31 años, mediante un mes de régimen con exclusión de lácteos entre otros alimentos, en una determinada época del año, antes de la polinización, solucionó un problema de alergia a diversos elementos. Esta alergia la había llevado a una rinitis y después a una sinusitis muy fuerte, según el médico. Sin tomar ninguna medicación, el problema se resolvió. El año siguiente ya no padeció ningún síntoma.

Con estos tres ejemplos comprendí pronto que la alimentación era de vital importancia, y me puse rápidamente a practicar lo que iba leyendo. Os puedo asegurar que fue milagroso: al cabo de dos semanas mi crónico colon irritable había desaparecido, mi dolor de cabeza también, igual que mi ansiedad y mi insomnio; mi fatiga crónica mejoró y mi dolor también. Se me llenó el corazón de gratitud y empecé a explicar a todos la maravilla de la cocina macrobiótica.

La palabra macrobiótica proviene de *makros* ('largo') y

bios ('vida'). Significa por tanto 'vida larga', porque favorece la longevidad.

ORÍGENES DE LA MACROBIÓTICA

En 1880, un médico japonés llamado Sagen Ishizuka descubrió que muchas enfermedades comunes respondían favorablemente a una dieta de cereales integrales y verduras y sin ningún alimento que fuese refinado. Su discípulo, Georges Ohsawa, practicó a principios del siglo pasado esta dieta para sanarse de la tuberculosis que padecía, y se curó. Más tarde, siguiendo los principios de su maestro, estableció la dieta MACROBIÓTICA. Ohsawa animó a la gente a volver a la alimentación simple, a los ingredientes naturales, a los alimentos de la estación y de cultivo local.

La macrobiótica considera y se basa en la calidad, la cantidad, la proporción y el equilibrio (*Yin-Yang*). Esta alimentación se adapta también a la edad, al sexo, a la actividad, al clima y a las estaciones. Lo cual crea una armonía con la naturaleza que ya hace mucho tiempo que hemos perdido. Si nuestro organismo está equilibrado gracias a la alimentación es más resistente a toda clase de patógenos.

La macrobiótica fortaleció mi aparato digestivo, que siempre me había dado problemas. Apliqué aquello que hemos escuchado muchas veces: "Es mejor comer poco" (He procurado no quedarme nunca con la sensación de plenitud gástrica, sobre todo a la hora de cenar).

Hago cinco comidas al día: desayuno, a media mañana, la comida, la merienda y la cena. Si como fuera de casa acostumbro a seleccionar y compartir platos, ya que los restaurantes se exceden en las cantidades, y también he cambiado el hábito de tragarme la comida rápidamente. Mastico lentamente y más veces los alimentos para aprovechar mejor los nutrientes (como mínimo 20 veces cada bocado).

Hasta los dos años poseemos una sabiduría instintiva, ya que los niños no comen ni un gramo más de lo necesario. A partir de esta edad la fuerza del instinto es superada por las influencias ambientales y psicológicas que nos hacen comer más (por imitación, para ganarnos el afecto de los padres o por ansiedad).

La filosofía de la macrobiótica puede despertar nuevamente nuestro hemisferio cerebral derecho, que nos restablece la intuición perdida. Los occidentales nos hemos preocupado demasiado del alimento respecto a si adelgaza o engorda; medimos las calorías en exceso y nos hemos olvidado de qué alimentos son beneficiosos para nuestra salud. No nos preocupa consumir alimentos precocinados y congelados, que después pondremos en el microondas con el objetivo de comer sin hacer el esfuerzo de cocinar, ni tampoco somos conscientes del peligro de los alimentos transgénicos, de los pesticidas, de los herbicidas y de las técnicas de cultivo artificial.

Con la enfermedad he comenzado a tomar conciencia de que el alimento es mi medicina, ya que ha mejorado toda mi sintomatología y he podido dejar TODA la medicación.

EFECTOS DE LA MACROBIÓTICA

Mi camino dentro de la medicina holística fue de mejoría continua. Pero era un cambio bastante lento hasta que empecé la alimentación macrobiótica, que supuso un cambio espectacular.

Lo primero que sucedió fue la desaparición de los síntomas de colon irritable después de un par de semanas.

Cambié toda la piel de mi cuerpo, como cuando termina el verano y hemos estado tomando baños de sol. Era el mes de marzo y mi piel no estaba bronceada, pero fue cambiando, como si hiciera una renovación exterior. Si esto pasó externamente, ¿qué pasó internamente? Creo que fue un proceso de desintoxicación de tantos medicamentos de síntesis y de tan mala alimentación.

Perdí diez quilos. Las *cartucheras* y la celulitis se volatilizaron, la barriga desapareció y mi cuerpo lo agradeció infinitamente.

Se acabaron los somníferos para dormir. Estaba más relajada.

La tensión muscular se aflojó y el dolor también.

Estaba considerablemente más alegre, ya que mi vida había mejorado mucho.

El dolor de cabeza diario desapareció. Las taquicardias al despertarme también.

La fatiga disminuyó. Ya podía estar haciendo cola durante media hora sin problemas; antes no podía estar de pie mucho rato.

La tensión en los maxilares, sobre todo cuando me despertaba por la mañana, también desapareció.

La alimentación adecuada ayuda a desintoxicar el hígado y a relajarnos del exceso de tensión que soportamos.

COLON IRRITABLE

Cuando mi hijo cumplió tres años se curó de la celiaquía; cada día estaba mejor y las diarreas desaparecieron casi de repente. Pero a medida que él mejoraba yo iba empeorando, y precisamente también del aparato digestivo. Yo tenía 30 años y empecé a padecer diarrea de una manera alarmante. Visité un digestólogo y me diagnosticó *colon irritable*. Tenía el colon más largo de lo normal y con muchos repliegues.

Ahora creo que en aquellos momentos me salió toda la tensión acumulada de los tres años de la enfermedad de mi hijo. Mi aparato digestivo somatizó todos los malos ratos vividos y dejó de funcionar adecuadamente, hasta llegar a la fibromialgia, en que se agravó de una manera opuesta a la anterior, ya que se manifestó con problemas de eliminación intestinal. Fue como si mi aparato digestivo se hubiese hecho más lento y se hubiera secado, y no había laxantes ni dieta capaces de mejorar la situación. Ni tomando mucha agua, ni fibra, ni kiwis, ni ciruelas pasas… Nada funcionaba. Con lo mal que me encontraba, sólo me faltaba la repercusión que tiene este problema para la intoxicación de todo el organismo.

Llegué a unos límites extremos, ya que empecé a "fabricar" fecalomas (concreción de materias fecales endurecidas retenidas en el colon o el recto), y no os puedo explicar las dificultades con que me encontré. Toda esta pesadilla desapareció en dos semanas de alimentación macrobiótica. Me gustaría que esto lo leyeran los digestólogos y que pudieran recomendar a sus pacientes la comida macrobiótica, especialmente el arroz integral y la sopa de miso, que han sido mi salvación.

LA MACROBIÓTICA COMO HERRAMIENTA DE CURACIÓN

Esta filosofía no conoce las enfermedades incurables. La macrobiótica enseña a curar sin amputar ni ofrecer drogas. Sólo con la herramienta de una alimentación sencilla y natural hace posible la sanación.

Según la macrobiótica estamos **sanos** cuando experimentamos lo siguiente:

1) Ausencia de fatiga. La fibromialgia está relacionada con la fatiga, como se sabe.

2) Buen apetito. No es necesario que la comida consista en un plato *delicado*; es necesario sentir mucha gratitud con cualquier plato sencillo.

3) Buen sueño y sin pesadillas. Seis horas son suficientes Es otro problema sin resolver entre otros muchos síntomas.

4) Buena memoria. La capacidad cognitiva en esta enfermedad, se debilita.

5) No enfadarse nunca. La macrobiótica ayuda a controlar la ira.

6) Juicio y acción rápidos.

7) Sentido de justicia.

Macrobióticamente hablando, la enfermedad de la fibromialgia se debe a una vida con exceso de *Yang*; demasiada tensión, demasiada actividad, demasiadas prisas, demasiadas cosas al mismo tiempo, demasiada alimentación *Yang* (exceso de proteína animal, huevos, quesos).

Este exceso de *Yang* produce *Yin* y los síntomas siguientes:

Problemas musculares

- Debilidad general
- Dolor

- Tensión
- Calambres

Problemas en los ojos y las articulaciones
- Dislocación frecuente (tobillos)
- Escoliosis
- Deformaciones: hiperlordosis

Problemas en la sangre y fluidos corporales (Yin)
- Pérdida de vitalidad
- Fatiga general
- Reducción de glóbulos rojos
- Debilitación de paredes venosas y arteriales
- Hipertensión e hipotensión
- Arritmia
- Flebitis
- Venas varicosas
- Taquicardia

Problemas del sistema digestivo
- Órganos contraídos
- Dolores espasmódicos
- Metabolismo lento
- Caries dentales
- Encías inflamadas (periodontitis)
- Estreñimiento crónico y diarrea
- Vómitos

Problemas en el sistema respiratorio
- Dificultades en respirar (respiración corta)
- Condiciones infecciosas
- Bronquitis
- Amigdalitis

- Tos convulsiva
- Estornudos, hipo, bostezos, suspiros

Problemas en el sistema nervioso
- Nerviosismo
- Temblores
- Entumecimiento
- Dolor
- Depresión
- Miedo
- Preocupación
- Frustración
- Excitabilidad
- Hipersensibilidad
- Pérdida del equilibrio
- Dolor de cabeza
- Vértigo, mareo
- Sensación de fatiga
- Pérdida de memoria
- Insomnio
- Sueños fragmentados

Problemas en el sistema urinario
- Sudor
- Orina descolorida
- Fatiga general
- Micción frecuente
- Dolor e inflamación
- Cistitis
- Incontinencia

Problemas en el sistema endocrino
- Hipersecreción de hormonas *Yin* e hiposecreción de

hormonas *Yang*
- Fatiga general
- Algunos desórdenes menstruales

CÓMO ENFOCAR LA ENFERMEDAD DESDE LA MACROBIÓTICA

Cuando se manifiestan síntomas como los de la fibromialgia, son aconsejables cambios en muchos aspectos de la vida diaria.

1) Adaptación a las condiciones atmosféricas: Mantener la humedad de la vivienda más baja que para otras enfermedades, con más luz solar y una suave circulación de aire en la habitación.

2) Adaptación a la actividad: Es aconsejable el ejercicio físico, excepto en casos de dolor y fatiga extremos, que requieran descanso. El ejercicio físico ha de ser moderado y con pausas periódicas, para que la musculatura se recupere.

3) Cambio de clima: En casos de mucho frío, es conveniente trasladarse a lugares más cálidos y soleados.

4) Cambio de prácticas dietéticas: La selección, preparación y forma de comer han de ser las adecuadas para restaurar las condiciones físicas, mentales y espirituales hacia un estado más armónico con nuestro medio ambiente.

PAUTAS ALIMENTICIAS

1. La cocción

Aunque se eliminen los alimentos químicos, artificiales e inorgánicos, si no se preparan adecuadamente los alimentos naturales no se producirán los resultados esperados: más o menos calor; uso excesivo o insuficiente de agua, aceites y condimentos; un tiempo demasiado corto o demasiado largo de cocción; el uso de utensilios inadecuados… reducirán los efectos beneficiosos de los alimentos.

El arte de la cocina macrobiótica requiere de un espíritu de amor por parte de quien cocina y de un espíritu de agradecimiento por parte de quien come.

2. Volumen

Por buena que sea la comida, la efectividad se pierde cuando se come demasiado; por tanto, es ideal parar cuando se esté satisfecho en un 80%

3. Masticar

Cuanto más mastiquemos los alimentos, más buenos resultados. Es aconsejable de 20 a 30 veces como mínimo.

4. El proceso de cambio

La eliminación de carnes, huevos, lácteos, azúcar y edulcorantes artificiales, alimentos refinados y bebidas industrializadas se ha de hacer gradualmente, disminuyendo la cantidad de alimentos y bebidas no aconsejables y aumentando poco a poco la cantidad de alimentos y bebidas adecuados. Si estamos tomando medicación, se tiene que ir reduciendo gradualmente durante semanas o meses, según el tipo de medicamento y la dosis.

También existen alimentos sustitutivos intermedios para hacer el paso hacia la macrobiótica que nos pueden ayudar a hacer el cambio de una manera más fácil. Por ejemplo, podemos sustituir el azúcar, la miel, el chocolate y otros edulcorantes por melaza de arroz, malta de cebada, sirope de arce, derivados de la algarroba…

DIETA MACROBIÓTICA:
PROPORCIÓN DE LOS ALIMENTOS EN UNA COMIDA

- Cereales integrales 40%
- Verduras frescas y de temporada que sean

biológicas 30%
- Legumbres o pescado 15%
- Algas 10%
- Fermentos o *pickles* 3%
- Semillas 2%

CLASIFICACIÓN GENERAL DE LOS ALIMENTOS

Desde los más *Yin* (expansivos de los órganos y tejidos) hasta los más *Yang* (contractivos). En la zona central de esta clasificación hay los alimentos más equilibrados (Yin-Yang) y mejores para superar la fibromialgia.

Yin, expansivo
- Hielo
- Drogas y la mayor parte de los medicamentos
- Productos químicos: conservantes, colorantes, espesantes, potenciadores del sabor...
- Bebidas alcohólicas: licores, vino, cerveza
- Complementos vitamínicos (especialmente los hidrosolubles)
- Azúcar refinado
- Miel, melaza
- Jalea real y polen
- Bebidas aromáticas y estimulantes: café, té, menta, tila
- Especies: pimienta, mostaza, curry, nuez moscada
- Germinados
- Fruta tropical: piña, mango, papaya, kiwi, aguacate, plátano
- Fruta de zona templada: cerezas, manzanas...
- Aceites
- Frutos oleaginosos: nueces, almendras, cacahuetes...
- Leche, nata, quesos tiernos (camembert, brie)
- Verdura de hoja

Zona de equilibrio

- Verduras redondas: cebolla, brócoli, col, calabaza…
- Verduras de raíz: nabos, zanahoria, rábanos, chirivía…
- Algas
- Cereales integrales: arroz, mijo, trigo, trigo sarraceno, cebada, avena, centeno, maíz
- Semillas oleaginosas: de calabaza, de girasol, de sésamo, de lino…
- Leguminosas de zonas calientes como la quinoa
- Leguminosas de zonas frías: garbanzos, azukis, lentejas…
- Pescado de agua dulce (actualmente no es aconsejable por la contaminación de ríos y lagos).
- Pescado de agua salada: blanco, azul, marisco (no es recomendable para las personas con fibromialgia, porque afecta al hígado)

Yang contractivo

- Caza: aves, perdiz, caza mayor…
- Carne: conejo, ternera, buey, cerdo…
- Quesos secos (se tarda siete años en eliminar sus toxinas)
- Huevos
- Caviar
- Horneados: pizza, quiches, cocas saladas…
- Frutos secos salados, tostados, fritos
- Barbacoas
- Embutidos
- Salsas de soja, miso
- Condimentos
- Sal

LO MEJOR DE LA MACROBIÓTICA INDICADO PARA LA FIBROMIALGIA

- El **aceite de lino** (en crudo, para aliñar) es bueno para el hígado; es conveniente tomar una cucharada sopera al día como máximo. Si no te gusta su sabor sustitúyelo por aceite de sésamo.

- **Aceite de sésamo** para cocinar y aliñar. Es ideal para problemas de hígado.

- **Aceite de sésamo** y la misma cantidad de jengibre rallado para aliviar el dolor. Se aplica encima de la piel.

- Las **ciruelas** *umeboshi* poseen principios activos antioxidantes, antibióticos, antisépticos. Alcalinizan la sangre. Son buenas para la fatiga. Normalizan la digestión. Reducen los ácidos del estómago, la diarrea y el estreñimiento. Son buenas para el hígado. Es recomendable tomar una cada dos o tres días.

- El **té de tres años** con unas gotitas de la salsa de soja tamari, va bien para el hígado.

- El **té verde bancha** con unas gotitas de tamari, va bien para el hígado y para la fatiga.

- El **Agua de mar** nos alcaliniza, nos remineraliza, y nos da energía. Cómo tomar: 2 dosis de agua de mar en 5 dosis de agua destilada (de consumo humano).

- El **Agua destilada** (de consumo humano) con 10 gotas de agua de mar, es la que recomiendo para las personas enfermas. Más información en el libro "Alimentación, energía vital en el Cáncer")

- **Gomasio**, un condimento hecho con semillas de sésamo, tostadas, molidas y sal marina. Alivia la fatiga y el dolor de cabeza de tipo *Yin* (zona de delante de la cabeza). Es bueno tomarlo cada día.

- El **kuzu** es un almidón blanco extraído de la raíz de la planta del mismo nombre. Ayuda a digerir y alivia la fatiga general. Da mucha energía porque es muy *Yang*. Es bueno para el hígado y el dolor de cabeza.

- El **miso** favorece la circulación y la digestión. El mejor para la fibromialgia es el *mugi miso* o *miso de* *cebada*; que no sea pasteurizado; se aconseja tomarlo diariamente. Es bueno para la flora intestinal. Contiene lactobacilos. Nos protege de las radiaciones electromagnéticas y nucleares. Contiene ácido linoleico y lecitina.

- **Setas shiitake.** Una vez cocida es una seta que proporciona mucha energía y por tanto está indicada para la fatiga. Al agua de su cocción es útil para aliviar la tensión muscular. Es aconsejable tomar una seta por semana. Intensifica la función del hígado. Es la seta más *Yang*. Contiene 50 enzimas, todos los aminoácidos esenciales, minerales (potasio, fósforo, sodio, hierro, silicio, magnesio, calcio, azufre, aluminio), vitaminas (B2, B12, D2...).

- Las **semillas de lino** son buenas para el hígado; se toma como máximo una cucharadita diaria y máximo durante tres meses seguidos. Son eficaces en el estreñimiento (masticar 1 cucharadita con agua en ayunas)

- **Semillas de sésamo, calabaza y de girasol.** Las semillas es conveniente tomárselas en todas las estaciones porque son una fuente de vitamina E. Son tónicas, refuerzan el sistema nervioso e inmunitario. El sésamo contiene un 35% de proteína y cinco veces más calcio que la leche. El 50% de su contenido es aceite rico en vitamina E; además contiene fósforo, niacina, tiamina y la misma cantidad de hierro que el hígado. La semilla de girasol contiene más proteína que la carne, y sus aceites y grasas son polinsaturadas. Contiene calcio, fósforo, hierro y vitamina A, D, E y muchas del complejo B. Las semillas de calabaza también tienen un alto valor proteico y sus grasas son polinsaturadas. Contienen hierro, fósforo, magnesio, zinc y vitamina A, calcio y vitamina B. Sirven para eliminar parásitos intestinales.

- **Algas, especialmente la kombu.** Un científico americano escribió que, de los catorce elementos esenciales para las funciones metabólicas, la kombu tiene trece. También son nutritivas la wakame, la arame (contiene azúcar natural) y la hiziki. Son recomendables para la fibromialgia, porque contienen proteínas de fácil asimilación (las personas con fibromialgia tienen dificultades para digerir las proteínas), carbohidratos con pocas calorías, ácidos grasos polinsaturados, complejos vitamínicos, sales minerales y oligoelementos, entre otros componentes. Se ha de destacar la gran cantidad de calcio que contienen para evitar la osteoporosis. Las algas fabrican el 80% del oxígeno que respiramos y contienen de diez a veinte veces más minerales que las verduras de la tierra. Comerlas cada día es bueno, pero en dosis pequeñas. Las algas no crecen en lugares contaminados (no pueden absorber la contaminación, contrariamente a los peces). Las algas depuran nuestro organismo de toxinas y de radioactividad de nuestro ambiente (móviles, ordenadores…). Producen en la sangre un efecto alcalinizante y tonifican el sistema nervioso.

Cantidad de calcio en diversos productos:
- Leche de vaca: 125 mg en 100g
- Semillas de girasol: 140 mg en 100g crudas
- Semillas de sésamo: 670 mg en 100g crudas
- Alga kombu: 810 mg en 100g de materia seca
- Alga arame: 1170 mg en 100g de materia seca
- Alga wakame: 1300mg en 100g de materia seca

Para la fibromialgia, enfermedad del hígado, **es bueno dejar:**
- El chocolate
- Los productos lácteos
- Los fritos
- El alcohol
- Los cítricos: naranja, mandarina, etc.
- El melón
- La lechuga y las espinacas
- La alcachofa y la judía tierna

- El marisco
- Frutos secos (porque contienen de un 40 a un 50% de grasa)
- Café
- Exceso de aceite de oliva

Por otra parte, **es recomendable introducir** el arroz integral como base de la alimentación junto con las verduras, legumbres, algunas semillas... y hemos de tener bien presentes las proteínas vegetales.

Proteínas vegetales

- **La soja** es una legumbre, uno de los cinco granos sagrados tradicionales; los restantes son el arroz, la avena, el trigo y el mijo, que son cereales. Es aconsejable para la fibromialgia por la calidad de sus aminoácidos y porque su proteína es igual a la de carne, la leche y los huevos. La soja contiene 1,5 más proteínas que el queso, el doble que la carne y el pescado, tres veces más que los huevos, once veces más que la leche. No es aconsejable tomar leche de soja, ya que la soja si no está fermentada, como en el caso del miso y del tempeh, contiene gran cantidad de oxalatos que, combinados con calcio, dan lugar a piedras en los riñones. Actualmente la soja que se consume es transgénica y por ello es muy importante que la comamos biológica
- **El tofu**, derivado de la soja, es muy *Yin*; es bueno tomarlo 1 o 2 veces por semana y tiene que ser tofu fermentado, si no, mejor no comerlo.
- **El tempeh** también es un derivado de la soja; es rico en vitamina B12.
- **Las legumbres** como las lentejas, garbanzos, judías, azukis...

PASOS PARA IR INTRODUCIENDO ALIMENTOS ADECUADOS PARA EL HÍGADO

Reduce:

1-La comida no biológica (conservantes, colorantes, espesantes, Potenciadores de sabores como el Glutamato monosódico, que es muy Tóxico)

2-Carne roja (especialmente el cerdo) y huevos

3-Lácteos y grasas saturadas

4-Café

5-Verdura congelada o de conserva

6-Grasas animales

7-Harinas y cereales refinados

8-Pan blanco

9-Frutos secos

10-Sal blanca

11-Azúcar

12-Aceite de oliva

13-Comidas preparadas y el uso del microondas

Introduce:

1 - Comida biológica

2 - Pescado blanco y legumbres

3 - Leche de arroz y de avena, cremas de arroz y de avena

4 - Extracto de achicoria y cereales tostados

5 - Verdura fresca y de temporada

6- Grasas vegetales

7 - Harinas y cereales integrales como arroz, mijo, avena, quinoa, maíz, centeno…

8- Pan biológico integral

9- Semillas de sésamo, lino, girasol, calabaza

10 - Sal marina sin aditivos

11- Melaza de cereal

12 - Aceite de sésamo para cocinar y aliñar, aceite de lino para aliñar

13- Alimentos frescos y cocinar al menos una vez al día

FIBROMIALGIA: ENFERMEDAD DE LAS EMOCIONES

Los alimentos y las emociones

La macrobiótica es una dieta que nutre y equilibra nuestros cuerpos: el físico, el emocional, el mental y el espiritual.

¿Cómo nos sentimos cuando hemos comido demasiado?

¿Cómo nos sentimos cuando tenemos mucha hambre?

¿Cómo nos sentimos cuando no tomamos café a la hora del desayuno?

Nuestro cerebro es muy sensible a la presencia o ausencia de ciertas sustancias en la sangre que lo nutre: alcohol, cafeína, glucosa o estrógenos, entre otros. Las neuronas son las células más exigentes y las que más gastan de nuestro cuerpo; para trabajar correctamente necesitan glucosa, oxígeno, vitaminas, minerales, aminoácidos… y no toleran los tóxicos.

Nuestras respuestas emocionales residen en la amígdala del sistema límbico, situada en la zona central del cerebro. Aunque queramos controlar con la mente la aparición de nuestras emociones, las respuestas emocionales a veces son tan rápidas que nuestra mente (el neocórtex) no tiene tiempo de frenarlas.

Tanto el sistema límbico como el neocórtex, formados por millones de células, reciben alimento de la sangre. La calidad de la sangre depende de la alimentación y del funcionamiento de los sistemas de asimilación, transporte y eliminación. Por tanto, el equilibrio emocional depende en gran parte de la alimentación adecuada.

Es curioso ver cómo cambia el carácter cuando se modifica la dieta. Hace más este cambio que algunos tratamientos.

En la medicina oriental los aspectos físicos, emocionales y mentales son inseparables, porque están relacionados entre sí.

Las cinco emociones principales son: el miedo, la ira, la alegría, la compasión y la tristeza. Estas emociones están unidas a la energía de los cinco elementos: agua, madera, fuego, tierra y metal.

Cada etapa de la vida tiene una emoción que prevalece sobre las otras: el miedo al nacer, la ira o la fuerza vital del niño, la alegría del adolescente, la acción decidida y compasiva del adulto y la tristeza del viejo.

El miedo

Es la conciencia de nuestras propias limitaciones respecto a la habilidad, la fuerza... Está relacionada con el valor y la voluntad y nos permite reconocer el peligro. Está asociada al elemento **agua**. Las diferencias de energía de los riñones y la vejiga de la orina pueden llevar a al timidez o a la temeridad. El miedo contrarresta la alegría y genera ira. Mucha sal en la dieta, muchas proteínas o un exceso de complementos minerales pueden bloquear la energía renal y acentuar el sentimiento de miedo o inhibirlo demasiado, lo que da lugar a la temeridad.

La ira

Representa el instinto natural de llegar a ser alguien, de vivir, de desarrollarse luchando contra las limitaciones del entorno, de la misma manera que una planta se impulsa a sí misma a brotar a través de la tierra hacia la luz, o un pollito rompe la cáscara para salir. Solamente un crecimiento y un desarrollo individual adecuados pueden generar la firmeza y la autoconfianza que unidas producen la alegría. La ira se contrarresta con la tristeza. La ira está asociada al elemento **madera**.

El hígado y la vesícula biliar se encargan de eliminar los tóxicos. Una alimentación cargada de tóxicos, fritos, grasa, exceso de proteína, etc., produce irritabilidad e intolerancia, que se manifiestan con gritos, excitación y nerviosismo. A veces este estado nervioso es interno y crea estados de ansiedad que se manifiestan con malas digestiones, diarreas, úlceras (y a veces con ataques de ansiedad, como en mi caso, que fueron previos a la fibromialgia).

La alegría

La alegría de vivir depende del elemento **fuego**. Una sobrecarga a las energías del corazón, el intestino delgado y la circulación se manifiesta en forma de euforia excesiva, con risas y palabras demasiado agresivas y fuera de lugar, y a veces con manifestaciones de histeria. Una falta de energía produce en cambio tristeza, ansiedad, dificultad para hablar. En el ciclo generativo, la alegría es la madre de la compasión.

Los alimentos que alteran la circulación de la sangre influyen sobre la alegría. Carnes rojas, huevos, lácteos, grasas y sal bloquean el sistema cardiovascular; el corazón trabaja en exceso y esto nos puede llevar a la arrogancia. Según Georges Ohsawa, la única enfermedad que no se puede curar es la arrogancia. El exceso de alimentos expansivos (*Yin*) con demasiada fruta, drogas, alcohol, excitantes y vitaminas de síntesis debilitan los órganos del elemento fuego; esto nos puede provocar una sobrexcitación, alternada con estados de tristeza.

La compasión

La compasión o sentimiento de incluir el entorno como parte de uno mismo, es muy común en personas que padecen fibromialgia, como también aceptar al extraño y hacerlo cosa propia. La perspicacia, la comprensión de saber hacer lo que es adecuado en cada momento y actuar con decisión son cualidades que están ligadas a los órganos del elemento **tierra**. Una alteración del bazo-páncreas o del estómago produce la duda, los celos, la desconfianza, o demasiada perspicacia. La compasión contrarresta el miedo y engendra tristeza. Los alimentos que hacen fluctuar bruscamente el nivel de glucosa de la sangre, como el azúcar o los dulces, que son excitantes, nos pueden llevar a la duda y a la preocupación. Mucha pastelería, alimentos muy concentrados (los que contienen poca agua) y los que aumentan la acidez del estómago (como los cítricos) pueden paralizar nuestra acción.

La tristeza o el pesar

La muerte de nuestros seres queridos.

Es la emoción que sentimos en la separación. Está ligada al elemento **metal**. Con un equilibrio adecuado, esta emoción nos permite desligarnos a tiempo y aceptar los desprendimientos. Su manifestación es el llanto. El bloqueo de residuos en los pulmones y el intestino grueso pueden llevar a la resistencia frente a una pérdida, mientras que la falta de energía en el elemento metal lleva a la disminución de la capacidad de análisis y con ella la peor de las depresiones, la de los suicidas, que es el total desligamiento de uno mismo. Una alteración en los pulmones y en el intestino grueso produce tristeza o depresión, mientras que cuando están en equilibrio proporcionan felicidad y seguridad.

La aflicción es contrarrestada por la alegría. La falta de alimentos vegetales, la falta de fibra y el exceso de productos animales dificulta la eliminación intestinal, cosa que produce demasiada unión a las cosas y a las situaciones. El exceso de alimentos expansivos (*Yin*), como los dulces y los alimentos crudos, debilita el elemento metal, lo cual puede llevarnos al abatimiento.

En el libro *El sueño lúcido* me llamó la atención el consejo de su autora, la Dra. Consuelo Barea: "Si estás triste o desanimado, recuerda: ensaliva, sonríe y pon la espalda recta".

Ensaliva para activar el sistema nervioso autónomo parasimpático, encargado de las relaciones corporales de bienestar propias del estado de relajación y alegría.

Sonríe para que tu musculatura facial mande la orden, mediante el tálamo, que se activen las zonas del sistema límbico asociadas con las emociones agradables.

Pon recta la espalda, porque la columna vertebral en posición vertical y tu atención despierta te proporciona el control de la situación.

La alimentación según la experta Montse Bradford

Quiero resaltar las pautas siguientes respecto a la alimentación de la experta en nutrición Montse Bradford:

"Con respecto a la alimentación, además del cuerpo físico hemos de pensar en el cuerpo emocional y en el cuerpo mental, ya que también tienen sus propias necesidades. Mientras el cuerpo está débil (fibromialgia, síndrome de fatiga crónica) y sin energía, los demás pueden estar tensos, rígidos y con exceso de energía. El cuerpo físico necesita remineralizarse y nutrirse, pero los cuerpos emocional y mental necesitan depurarse."

"Necesitamos conocer las emociones escondidas y las actitudes mentales que afectan nuestra realidad. Si no empezamos por aquí con humildad, valentía y ganas, nunca podremos afrontar las verdaderas necesidades del cuerpo físico, y caeremos en las excusas como en los alimentos muy *Yin* –expansivos- (azúcar, chocolate, alcohol, exceso de fruta, zumos, café, etc.), para compensar lo que sentimos en nuestro interior: estancamiento, rigidez, tensión, presión, y no querer afrontar lo que no deseamos ver".

"Es importante preguntarse en este tipo de alimentos extremos *Yin*: ¿qué nos aportan? ¿En qué momento del día los deseamos? ¿Cómo nos sentimos al tomarlos? ¿Desde qué nivel deseamos: físico, emocional o mental?"

"Normalmente lo que deseamos no es lo que necesitamos; por tanto es importante observar el efecto que nos produce y busquemos una alternativa más natural que produzca un efecto similar. Es un trabajo de autoobservación."

"Lo mismo pasa si optamos por alimentos extremos *Yang*, que son de contracción y limitantes, con los que estamos persiguiendo protegernos para no sufrir (exceso de pan, pizzas, snacks salados, carnes, huevos, quesos)".

"Cuando caemos en la alimentación de los extremos, conseguimos momentáneamente lo que buscamos, pero el problema a resolver, en vez de solucionarse, se incrementa; y pasa factura en forma de culpabilidad, falta de autoestima y confianza".

8
AUTOCURACIÓN, ACTO DE PODER

En este capítulo quiero explicar que la autocuración no quiere decir que no necesites del entorno, de la medicina, de los terapeutas, etc., para curarte, sino que es muy importante hacer un acto de poder y decir: "¡¡ME QUIERO CURAR!!" No todos se quieren curar de la fibromialgia. Hay personas que, aunque parezca imposible, se instalan en la enfermedad para resolver el resto de su vida. Se les ha dicho que tienen que aprender a convivir con el dolor y lo han aceptado. Desde la experiencia de la relación que tengo con algunas de estas personas, veo claramente quién se quiere curar y quién no. En las personas que consiguen curarse previamente se produce una transformación espiritual y psicológica. Alguna enferma prefiere llevar un parche de morfina que dejar los helados y el chocolate.

HACERSE RESPONSABLE

Estuve mucho tiempo dejando que el proceso de curación fuese responsabilidad de los demás: terapeutas, psicólogos, médicos… Era como una rutina. Esperaba que poco a poco se notara la mejoría. Pero de repente, más que una pequeña mejora, lo que experimenté fue un empeoramiento muy intenso, a causa de una medicación que me recetaron equivocada y una terapia nueva con estiramientos. Este fue el detonante para replantearme algo muy importante: yo era la única responsable en ese proceso. Desde el momento que comprendí que el proceso de mi curación estaba en mis manos, empecé a practicar diversos actos de poder que me llevaron a cambios en mis circunstancias y a encontrar finalmente la curación. Experimenté el paso de un proceso de sanación a un proceso de autocuración. Era yo quien finalmente llevaba el timón, y hacia buen puerto.

Esta comprensión creo que es muy importante, ya que los demás, por más buena voluntad que pongan, no pueden tomar ninguna decisión por ti. La enfermedad aparece para que evoluciones y para que sea tu propia maestra; te da las oportunidades que nunca habías tenido, y vale la pena aprovecharlas.

Ejercer la propia voluntad te lleva a enfrentarte con muchas asignaturas pendientes, a replantearte todo aquello que no funciona en tu vida; es necesario, por ejemplo, ejercer la reconciliación, el perdón. También usar el discernimiento, la intuición y actuar según tus criterios.

PREMISAS PARA LA AUTOCURACIÓN

Cambio de estilo de vida

-   Cuando la fibromialgia aparece no hagas como yo, que continué ignorándola. Mejor baja el nivel de actividad; para que no sea la enfermedad la que te pare.
-   Reduce el nivel de autoexigencia personal y el estrés
-   Has de saber hacer un punto y aparte en tu estilo de vida.
-   Termina aquello que ha de ser finalizado; así haces posible un nuevo inicio.

Cambio de relación con el entorno

-   Atrévete a decir 'no' cuando sea necesario, sin sentirte culpable. Cuando lo que me proponen los demás no me hace ilusión o no me conviene he de decir "NO".
-   No esperes a que te curen los demás. Eres tú quien necesita aprender de la enfermedad.
-   Para curarte has de aprender a quererte. Tú eres la persona que más te puede querer.
-   No esperes la felicidad fuera de ti.
-   El dolor es la falta de amor. Si queremos recibir amor, primero lo hemos de dar.
-   Somos responsables de nuestra vida. No somos

responsables de la de los demás. Lleva las riendas de tu vida.

- Hemos de saber reconocer nuestros errores. No podemos culpabilizar a los demás de nuestras desgracias.
- Deja de sentirte víctima. El victimismo impide cualquier progreso de mejora.
- Hemos de comprender a los demás, antes de esperar que los demás nos comprendan a nosotros.
- Es necesario un cambio en la percepción de la vida. No puedes condicionar tu vida a lo que piensen los otros.

Cambio de alimentación

- Nuestras células están hechas de lo que comemos, bebemos, respiramos, nos ponemos en la piel...
- La naturaleza es la fuente de la salud. No lo olvides. Somos parte de ella. En la naturaleza se encuentran todos los remedios.
- Que los alimentos biológicos sean tu medicina.

Cambio espiritual (despertar de la conciencia)

- Hay personas que se han curado de la fibromialgia. Tú también puedes. No eres distinta.
- La enfermedad, aunque parezca difícil de aceptar, es una bendición.
- ¿Qué me está diciendo la fibromialgia? Las enfermedades aparecen para traernos un mensaje que siempre es positivo.
- Para llegar a la autocuración se han de regenerar el cuerpo, la mente y el espíritu.
- La enfermedad siempre indica una equivocación de camino. Si te has equivocado de camino quiere decir que has de elegir otro. Hay muchos caminos que llevan a la salud. Sé tú quien lo elija, pero ponle confianza y entusiasmo. Empieza a caminar hoy, ahora.
- Cuando haces un acto de poder como decidir curarte

se crean nuevas circunstancias en tu vida. Cuando empiezas a caminar llegan ayudas por todas partes. Aprovecha las oportunidades aunque parezcan pequeñas.

- Hay gente que quiere curarse, pero poca que esté dispuesta a caminar.
- En nuestro interior tenemos herramientas para conseguir la salud. El corazón es la fundamental.
- La voluntad de recuperar la salud es el primer paso.
- Si tú cambias, la fibromialgia se va.
- Cuando hay excusas para el cambio hay miedo. No tengas miedo.
- El orgullo es la causa de muchas enfermedades; de la fibromialgia también.
- La ira se ha de expresar; si no la almacenamos en nuestro interior en forma de energía perversa.
- Las estructuras rígidas se han de romper. La fibromialgia es la enfermedad de la rigidez.
- Las creencias se han de cuestionar.
- Las estructuras psicológicas equivocadas se han de sustituir poco a poco.
- Los pensamientos, sentimientos y acciones crean su propia realidad. Esta realidad incluye la salud.
- Pensar, sentir y hacer han de ir en consonancia; es decir, hemos de vivir con coherencia.
- Los pensamientos han de conducir a la acción. Si no, mejor no pienses.
- El conocimiento nos lleva a la libertad y a la salud.
- Cuando ya te encuentres mejor, ayuda a quien puede estar peor.
- El secreto de la curación es siempre la aceptación incondicional de dejarla entrar; es no luchar más pensando que es algo extraño o diferente de nosotros.

ENFERMEDAD

- Se entiende el dolor como algo útil, ya que es un

mecanismo de alarma que avisa cuando hay alguna cosa que falla; pero el dolor crónico es inútil.

- No hay nada imposible; aunque la medicina diga que lo es.

- La fibromialgia es una enfermedad del hígado. Es una suerte, porque el hígado es el único órgano que se regenera rápidamente. Todos nos regeneramos constantemente.

- El total de nuestras células se renueva cada siete años, pero hay células que duran horas, otras días y otras meses.

- La medicación química es un parche. No te solucionará nada.

- Que todos tus medicamentos sean naturales.

- La enfermedad no es algo que sencillamente nos ocurre. Es la consecuencia del mal uso de los pensamientos, sentimientos y acciones.

- La ignorancia es la madre de las desgracias. Un 70% de la fibromialgia se debe a la ignorancia.

- Después de superar la enfermedad, la nueva vida es mucho mejor. Para empezar una nueva vida, primero libérate de todo lo que ya no utilizas.

¡¡ME QUIERO CURAR!!

La fibromialgia produjo en mí una transformación anímica. Todo lo que hasta ese momento me parecía convincente se transformó en duda y empezó un proceso de búsqueda de la verdad, ya que todas las estructuras que me sostenían empezaron a tambalearse. Me convertí en una buscadora incansable.

Mis aficiones también empezaron a cambiar. Lo que antes me interesaba empezó a no tener demasiada importancia; por ejemplo las novelas, el cine o la televisión dejaron de atraerme y pasé a sustituirlo, primero por los libros de autoayuda y después por los libros espirituales.

Mi norte fue buscar herramientas para la curación, al tiempo que averiguaba las respuestas a todos los interrogantes que se me iban planteando. Ha sido el período de mi vida en que más he leído. Quería encontrar nuevas ideas y conceptos para empezar una nueva manera de ver la vida.

ROMPER LAS ESTRUCTURAS

En el proceso de la enfermedad es mejor no preguntarse: "¿por qué tengo fibromialgia?" Porque la respuesta nos conducirá a una serie de acusaciones hacia nosotros y hacia quien nos rodea, con sentimientos de culpa que pueden paralizar la energía creativa. Decir: "Tendría que haber hecho…", o "quizás si no…" son reflexiones que no conducen a ninguna parte. Es mejor aceptar el rigor de la vida y ver la enfermedad como una ayuda para cambiar nuestra estructura psicológica. Nuestra personalidad 'perfeccionista' y nuestra manera de pensar nos han hecho creer que la vida era un camino ascendente para conseguir lo mejor, pero hemos de comprender que es un camino con un movimiento cíclico ascendente y descendente. El antiguo modelo ya no nos sirve (es recomendable desprenderse del orgullo y de la ira). La enfermedad nos conduce a un cambio físico importante. Si nos resistimos al cambio con una actitud rígida sucede el desastre total, la paralización, la queja hacia el destino. Pasará mucho tiempo, en mi caso dos años, pero de repente aparece un cambio que es prácticamente de supervivencia, que lleva a una nueva estructura psicológica de una comprensión que nos libera de la vida pasada, una vida sin libertad por las creencias religiosas, psicológicas, filosóficas… que nos tenían prisioneros. Es el momento de abandonar las opiniones y los dogmas establecidos, que son estériles, para ir hacia la experiencia individual. La individualidad siempre está mal vista, pero lo más importante es estar de acuerdo contigo mismo.

Si en vez de preguntar "¿por qué tengo fibromialgia?" nos cuestionamos "¿quién soy yo para que esto me suceda?", la respuesta posible nos lleva a buscar por nosotros mimos la salida, que para mí es la esperanza.

Se abre la nueva vida, con una invitación a profundizar en lo más desconocido de nuestro ser como un reto, no como un castigo. Con esta enfermedad la vida se encarga de curar la estructura psicológica poniéndote *contra las cuerdas* para sacar lo mejor de ti. Si aceptamos la situación como una oportunidad para encontrar nuestra fuerza, si tenemos paciencia, coraje y perseverancia podemos trascender la enfermedad.

El reto consiste en conectar la vida emocional con la vida espiritual para conseguir más armonía con el entorno y con nosotros mismos.

El conflicto de la fibromialgia, como otros conflictos de la vida, es el requisito para el crecimiento, es la materia prima necesaria. Ya no se ve la enfermedad como un castigo y el sufrimiento deja de ser protagonista. En este momento iniciamos un proceso positivo que nos pone en contacto con nuevas personas, y surgen nuevas oportunidades que nos llevan a la superación.

En mi proceso apareció en sincronía todo lo que necesitaba en el momento oportuno. Se terminó la *noche oscura del alma* que todos vivimos con esta enfermedad. Después apareció la necesidad de ayudar y de formar parte de las personas que son conscientes de que somos una totalidad.

RESOLVER LOS CONFLICTOS

La intransigencia, la incapacidad de perdonar y el odio son casi siempre el resultado de la frustración de expectativas demasiado elevadas. Somos responsables de los propios sentimientos. No podemos satisfacer todas nuestras expectativas, aunque la sociedad nos diga con engaño que somos capaces. Lo único que hace la sociedad actual es irritar, agravar, exacerbar... al individuo.

Para resolver los conflictos nos ayudarán la autorreflexión y el sentido del humor, que aligerarán nuestra personalidad tan crítica.

También es indispensable renunciar a la rigidez, a los estereotipos, a los tópicos, pensamientos y emociones del pasado. Es abandonar el mundo conocido para adentrarnos en un mundo desconocido, un mundo de pruebas y soledad que lleva un nuevo camino sin retorno.

El conflicto nos dice que la persona necesita una transformación. Hay otros valores de esta persona que han de ser desarrollados. Esto es un reto, pero cuando se acepta se sale de la prueba regenerando y con la salud recuperada.

EL NIÑO INTERIOR – LOS PENSAMIENTOS

La fuente de toda salud física y espiritual es la capacidad de pensar, sentir y actuar con la verdad. El niño nace con la verdad, pero al poco tiempo de pertenecer a este mundo empieza a perder esta luz llena de fuerza. Poco a poco se va sumergiendo en la mentira de los adultos. Al principio con incredulidad, pero después va adoptando la idea de que si el mundo que le rodea actúa y piensa como lo hace debe ser justo que todo sea así. Los modelos, la moral, las ideologías nos alejan de la verdad.

Vivimos sometidos a sufrimientos en un mundo de codicia, que llamamos ambición. De envidia, que llamamos buscar el éxito; de miedo, que llamamos prudencia; de pereza, que llamamos ocio… Estamos llegando a un punto en que los defectos se están convirtiendo en virtudes y el dinero en el falso dios que nos permite disfrutar del mundo de las sensaciones y comprarlo todo, para cambiarlo rápidamente y comprar más.

La verdad nos desliga de las tiranías culturales; nos permite escapar de la prisión en cualquier momento. La llave de la liberación está en nuestro interior.

Con nuestros pensamientos construimos la prisión y con la fuerza de nuestros pensamientos podemos salir. Los pensamientos conscientes siempre son libres y nos pueden llevar a recuperar la salud. Hemos de recuperar al niño que todos llevamos dentro. Él nos ayudará en el proceso de aprender a desaprender para poder recuperar su esencia.

CONTROLAR LOS PENSAMIENTOS

En los pensamientos descansa nuestra felicidad. Somos el resultado de la actitud positiva o negativa de nuestros pensamientos. Un pensamiento consciente lleva a una emoción consciente y a una acción perfecta, dentro de nuestros límites. Hemos de poner atención al pensamiento con la actitud mental positiva y sostenernos en los valores; con esperanza, creatividad, paciencia, constancia y alegría nos encaminamos hacia la salud.

La creatividad es la facultad de encontrar soluciones a los nuevos problemas y nuevas soluciones a los problemas de siempre.

Somos responsables de nuestros pensamientos, que siempre son previos a las emociones. Si los controlamos, cambiamos nuestra vida. Nos han educado más en los pensamientos negativos, que son muy recurrentes. La enfermedad nos ofrece la oportunidad de practicar los positivos, y mejor si los pensamientos son órdenes en el presente, como por ejemplo: "Soy capaz de ser feliz en la dificultad".

EL MIEDO. LA FELICIDAD. LA LIBERTAD

El miedo nos salva la vida muchas veces, pero el problema es que nuestro cerebro es capaz de imaginar peligros. Y si el cerebro cree que puede suceder algo, el cuerpo se comporta como si realmente aquello pasara. Las hormonas, el flujo sanguíneo, los latidos del corazón, etc., son casi los mismos tanto si los hechos están pasando realmente como si no. ("Nuestro hijo no llega a la hora que había dicho, ¿qué le puede haber pasado?"). Aquietar las emociones también es algo que se puede aprender y lleva a una mejora considerable de la salud y de la felicidad.

Podría definirse la felicidad como la ausencia de miedos. Libertad para llevar a cabo tus decisiones, tus sueños, sin miedo.

El entorno nos dice que el éxito se mide por el poder y el dinero, pero mucha gente que tenía ambas cosas los ha abandonado por un sueño y ha encontrado la felicidad y la paz.

Situaciones de alegría y bienestar permiten que el cerebro envíe a todo el cuerpo grandes cantidades de endorfinas: la morfina endógena. Las endorfinas activan el sistema inmunitario encargado de destruir las células malignas o extrañas; esto hace aumentar las defensas del organismo.

Según el terapeuta Rafael Vidal *(ver nota 3)*:

- Todas las enfermedades producen inseguridad y miedo, es bueno reconocerlo y eliminarlo.

- El sufrimiento de los demás no se ha de compartir. Somos libres y no somos responsables de los demás. Lo único que se puede hacer es estar a su lado, acompañarlos y ayudarlos.

- La libertad es decidir y ser tú mismo. Si no te sientes libre es que eres víctima y tienes un verdugo al que das autoridad. Si yo me veo como víctima estoy abriendo mis brazos a cada dictador; todo seguirá como antes.

- La ira es un sentimiento que nos controla y transforma de manera que no somos nosotros mismos.

- Los problemas en la columna vertebral son derivados de una vida con una carga superior a la que podemos llevar.

- En el caso de las personas con fibromialgia, todo lo que los demás quieren o sienten es más importante que lo que ellas mismas quieren o sienten.

- Las personas que tienen problemas de autoestima y que no están dispuestas a perdonar se cierran al amor, viven en el pasado y desarrollan enfermedades.

- Cuando hago cosas que no siento se produce el desequilibrio.

- Si delante de una enfermedad digo "no hay nada que hacer, es crónico", estoy diciéndole al hemisferio izquierdo: "crea limitaciones". Nos basamos en un sistema de creencias y experiencias de VER PARA CREER. Si, al contrario, digo "creo que me curaré", primero CREO, después VERÉ los resultados; dejo así la puerta abierta al cambio.

- Cuando acojo dentro de mí a las personas con sus defectos y las acepto como iguales a mí, he aprendido una lección importante, y doy paso a la próxima.

AMOR INCONDICIONAL

Es no esperar nada a cambio, y por tanto no produce ni angustia ni sufrimiento de ningún tipo. Es amar y aceptar al otro tal y como es, sin criticarlo, sin controlarlo, libremente.

Para desarrollar este amor hemos de empezar por nosotros. Si no te amas, no puedes amar.

Compasión

Es el amor en acción.

Perdón y agradecimiento

Perdonar libera la conciencia y nos da más energía. Si no tuviera ego no me haría falta perdonar, porque nada me ofendería. El perdón es necesario cuando lo que te ha sucedido en el pasado lo consideras negativo, ya que ha creado rencor, resentimiento y odio (son emociones negativas que pueden causar hasta un 80% de las enfermedades). Culpas a los demás de la situación en que te encuentras. Si ya has comprendido el amor incondicional y aceptas que aquello que ha sucedido con las personas que han formado parte de tu vida es para tu bien y para que evoluciones espiritualmente, podrás sentir agradecimiento por todo lo que pensabas que te había hecho daño. Si amas incondicionalmente no has de perdonar nada a nadie. Has de aceptar al otro tal como es; sencillamente, sentirte agradecido.

Hay cuatro preguntas importantes en nuestra vida, relativas al amor:

1) ¿me amo?

2) ¿amo el lugar donde estoy?

3) ¿amo con quien estoy?

4) ¿amo lo que hago?

Recordemos que cuando juzgamos duramente al otro estamos destacando aspectos que nos preocupan mucho de nosotros mismos.

Cuando una persona nos pide ayuda le podemos dar un consejo, pero no interferir en su propia vida, ya que ella es capaz de decidir lo más conveniente para sí misma. Hemos de escuchar el consejo que le hemos dado para aplicarlo a nosotros mismos y comprender.

Comprender algo significa capturarlo y ser uno con él.

SOMATIZAR

Somatizar significa dejar que las emociones negativas reprimidas sean metabolizadas y causen daños al organismo. Según la mayoría de las investigaciones, la autoinsatisfacción lidera el ranking de las enfermedades de base afectiva.

El pasado no puede modificarse; por tanto, es una pérdida de tiempo y de energía quedarse atrapado en él. El aquí y ahora es el único lugar y el único momento que merece nuestra atención; es el momento del poder de la conciencia.

En el presente disponemos de libertad, que nos llevará a un nuevo futuro personal. Si nos quedamos en el pasado, repetiremos los mismos errores que conducen a la frustración y a la enfermedad.

Se necesita más energía para enfermar que para sanar, ya que la salud es el estado natural del ser humano.

Las herramientas para establecer la salud las tenemos en nuestro interior; no es necesario buscarlas fuera.

MEDICINA DEL EXTREMO ORIENTE

La oración del pedir es egoísta. No hay nada que pedir; todo se nos da en abundancia: agua, aire, luz… Somos príncipes herederos de toda riqueza infinita. Tenemos el infinito: ¿por qué hemos de pedir todavía más?

La verdadera plegaria es la meditación, para reconocer y agradecer definitivamente la riqueza infinita que poseemos, la que nos es dada. El ayuno es el ejercicio fundamental de desapegarse de todo lo que nos gusta, pero que no nos es necesario para vivir: azúcar, chocolate, pasteles, leche, alcohol, productos exóticos o fuera de la estación, conservas, carnes, medicamentos, etc. Si todo el mundo lo comprendiera, todas las fábricas de alimentos, todos los restaurantes, todas las compañías farmacéuticas, todas las farmacias, todos los pasteleros cerrarían para dedicarse a otra cosa.

Estos son los dos más grandes secretos de la medicina 'milagrosa' que cura todas las enfermedades actuales. Es una técnica extraordinariamente fácil, económica e interesante: la meditación y el ayuno.

Si estás etiquetado como 'incurable', enhorabuena; tienes la oportunidad de convertirte en tu propio médico.

TÚ ERES PRIMERO

Para dejar la enfermedad atrás se han de romper todos los patrones de manera de ser y de actuar. Es un trabajo muy completo; no depende de dos o tres cambios como podría parecer. Es algo mucho más complejo; es una transformación integral de la persona, que necesita actuar en diversos campos. Podría decir que cuantas más herramientas se utilicen más provechoso será el cambio, y más enriquecedor. Es un rompecabezas que necesita construirse pieza a pieza, con paciencia y con mucha autoestima. El amor va dirigido por primera vez en la vida hacia ti. Parece egoísta y no lo es, porque ahora ya sabes que para amar bien a los demás primero has de amarte, curarte y entender el verdadero sentido de tu vida. Así podrás proyectarlo hacia los demás.

La relación de una persona enferma hacia los demás siempre es deficiente, nunca es completa, porque no puedes dar lo que no tienes, y con la enfermedad todo son carencias.

9
PSICOLOGÍA DEL DOLOR

La fibromialgia no mata, pero mortifica mucho.

Vivir el dolor en la propia carne es una prueba que el ser humano tarde o temprano ha de afrontar. La persona no encuentra su quintaesencia sino es a través de superar el dolor. La personalidad se forja en esas condiciones; a todos nos toca una parte de sufrimiento. Es el momento de la verdad, de reconocer la debilidad del hombre. No hay un manual de instrucciones de como salir; todos vamos a ciegas. Es necesario encontrar recursos; siempre hay herramientas que otros han forjado para abrir en nosotros la esperanza.

En mi caso, vi la luz al final del túnel cuando me dijeron que había una persona que después de siete años de fibromialgia se había curado. Yo rápidamente la llamé. Es recomendable estar atentos para sacar de nosotros la rabia o el odio que minan la libertad y que pueden engendrar una persona herida, triste, cerrada… No hay ninguna necesidad de padecer para realizarse, pero es en el sufrimiento que la persona necesita buscar y saca provecho de cada experiencia para crecer. No dejarse vencer es indispensable para encontrar después de cada momento triste una nueva alegría para seguir caminando.

DOLOR
Cuando tienes fibromialgia todo tu cuerpo experimenta dolor ante la presión; no solamente en los dieciocho puntos que los médicos te exploran al hacerte el diagnóstico y que después te van controlando para comprobar cómo sigues con el tratamiento que te recetan. Estos puntos también son dolorosos a la presión en personas sanas. Si sólo fuesen los dieciocho puntos, muchas estarían contentas,

pero no es así. Recuerdo el dolor en la mano cuando alguien me saludaba o cuando alguien me apretaba el brazo o me abrazaba con efusión; terminé dando besos a todos para evitar estas situaciones. Es una enfermedad fantasma; por tanto, nadie la ve, nadie se la cree. No se observa en ninguna prueba clínica y la gente te dice: "¿¡Ah! Estás enferma? ¡Pues haces muy buena cara!" No entienden nada de nada. Es como si te inventaras una enfermedad para no trabajar.

Además, existen los dolores más internos, como el dolor de cabeza, dolor de la articulación de los maxilares, dolor en los ojos por el exceso de luz, opresión en el cuello y en el pecho, dolor en el estómago, dolor de vientre… En resumen, si tuviera que definir la fibromialgia diría que es un dolor paralizante y una falta de energía, acompañada de insomnio y pérdida de la capacidad cognitiva. A medida que uno de los síntomas aumenta, el resto va empeorando; es como un pez que se muerde la cola que va creciendo y creciendo…hasta que tú decides pararlo haciendo un *acto de poder* que consiste en comprender que eres la responsable de esta situación y tú y solamente tú has de dirigir tu vida.

El dolor de la fibromialgia te acompaña cada día, cada noche; sólo se te olvida cuando consigues dormir. Es el protagonista de esta enfermedad.

El dolor no solamente actúa en el ámbito físico sino que tiene importantes consecuencias psíquicas; llega a todos los rincones del alma. Puede cambiar la personalidad, ya que al dolor sigue la preocupación, el miedo, la ansiedad… que evidencian un peligro real (en el caso de la fibromialgia, a causa del diagnóstico de enfermedad crónica el dolor produce un estado de desesperación).

El dolor causado por la fibromialgia no se puede definir conceptualmente; solamente se puede comprender con la propia vivencia. El dolor es difícil de describir mediante el lenguaje. Se puede explicar como pulsativo, cáustico, sordo, claro, agudo, punzante… Son algunos adjetivos que no son exactamente la sensación real, pero que se acercan.

El dolor es torturador e inútil, ya que, si bien nos avisa de que algo no funciona, después se convierte en una pesadilla y en desesperación e impotencia. En la fibromialgia el diagnóstico es de enfermedad crónica; por tanto, el dolor también será crónico. Implica una remisión de la persona a su propio cuerpo: en ciertas partes de la anatomía siempre se está pendiente de sentir por dónde aparece el dolor y por dónde parece que disminuye; y en otras zonas afectadas parece como si fuera creciendo, invadiendo, destruyendo, desorientando… como una fuerza que no tiene límite. El dolor se convierte en el centro del mundo; no hay ningún contenido más.

La tesis de Buytendijk dice: "El hombre que padece un dolor tiene otro cuerpo y es ya otro hombre".

A medida que la persona con fibromialgia va empeorando en su proceso doloroso, los nuevos dolores se van percibiendo cada vez más insoportables, porque su resistencia va disminuyendo y lo que antes podía ser un dolor localizado ahora se convierte en un dolor que se irradia desde el punto inicial hacia toda una superficie. Al final de este proceso normalmente la persona siente que le duele todo, se siente como apaleada, deshecha. Para poder salir de este estado de perturbación, la persona necesitará toda su fuerza interior, que es la única que le puede dar esperanza.

DOLOR ANÍMICO

Antes que el dolor aparezca en el cuerpo físico, el alma ha pasado por unas vivencias que han afectado la personalidad interior. El dolor anímico tiene su origen en las impresiones recientes y las impresiones de los recuerdos vividos: dolor producido por la pérdida de personas queridas, por desengaños, por injusticias… que erosionan. La vivencia dolorosa es el contenido de su estado anímico.

El dolor cumple una función de prevención de peligros, porque el recuerdo de otras sensaciones dolorosas conlleva a evitar otras nuevas. Pero a veces aparece el peligro sin que el dolor lo haya anunciado antes; entonces puede ser demasiado tarde. También puede surgir, como ocurre en muchos momentos, con una intensidad que es de una magnitud que no parece ni una advertencia ni una prevención, sino que toma cuerpo para establecerse hasta no se sabe cuándo. El dolor toma tanto protagonismo que aniquila la vida; en lugar de tener una función conservadora de la vida parece más bien que nos la quiera arrebatar, a través de la lesión de los tejidos. Creo que el dolor no tiene ningún fin ni ninguna utilidad. El único sentido que tiene es que parece tan insoportable que nos lleva a buscar, a averiguar, a investigar, a experimentar la manera de superarlo por caminos que rompen las estructuras establecidas por el sistema. Esto nos da la posibilidad de conocer otros mundos que ya existían y que desconocíamos. También nos conduce a un cambio importante; pasamos de ser *pacientes* a ser *activos* y a dirigir según los resultados.

Para el médico, el dolor es un principio del conocimiento. Para el enfermo, el dolor es un principio de la acción para recobrar la armonía perdida. Pone inmediatamente en movimiento un conjunto de fuerzas destinadas a eliminar esta perturbación.

A través del dolor te conviertes en un cuerpo cada vez más débil frente a nuevos dolores. Es importante no quedarse atrapado y no perder la esperanza. Los dolores de la fibromialgia solo sirven para que el médico pueda hacer la exploración y determinar que padeces esta enfermedad. No es ninguna ayuda para el enfermo, más bien es una enfermedad expresada en el dolor, sin aviso previo en muchos casos. En mi caso, sí que avisó con antelación, ya que casi toda mi vida fue acompañada, de una manera intermitente, de manifestaciones dolorosas. Ahora ya sé y comprendo que esas señales constituían una alarma que yo no supe comprender, seguramente en parte por ignorancia, ya que no sabía que nuestro cuerpo tiene su propio lenguaje.

EL DOLOR SEGÚN LA PSICOLOGÍA EVOLUTIVA

El dolor se fija en el período de la primera infancia. El descubrimiento del propio cuerpo se desarrolla en el primer año de vida. El desarrollo del 'YO' y del 'no-YO' empieza en las sensaciones de placer y dolor. El significado del dolor para el desarrollo del yo, dada por el filósofo alemán H. Lotze (año 1923), ha sido muy decisivo en la investigación actual.

LOTZE parte de la idea de que el YO se desarrolla o

evoluciona mediante la energía de la contradicción y oposición. El YO desarrolla la experiencia del ser gracias a la contradicción, el choque con el mundo externo y el dolor, que tiene una función decisiva para enseñar el límite entre el YO y el no-YO, y para dar al alma esta delimitación entre la parte más interna y la parte más externa.

PREYER, filósofo alemán (1905), dijo que el dolor es el maestro más poderoso en el aprendizaje de la diferencia que hay entre subjetividad y objetividad. El dolor se va asumiendo desde el nacimiento poco a poco, con las experiencias del cuerpo físico.

PRADINES, filósofo francés (1934), admite una estrecha unión entre dolor y conciencia, que actúa de una manera influyente en el desarrollo de la vida.

En la experiencia dolorosa, la actitud anímica de la persona es un elemento importante. El nivel de conciencia determina el comportamiento delante del dolor. Si esta fuerza de la energía anímica es suficiente, puede llevar a hacer más consciente la trascendencia, la objetivación y la comprensión.

Los alemanes en su antigua tradición decían: "Hierba, piedra y palabra son un castillo de fuerzas". Había una fe en la eficacia de las palabras para mitigar el dolor.

Los filósofos y médicos griegos decían que para cada dolor había un alivio curativo.

En el diálogo platónico *Cármides* aparece la doctrina de un médico llamado Zamolxis que dice: "Todo tiene su origen en el alma; tanto lo que es malo para el cuerpo como lo que es bueno". Es importante saber cómo curar el alma, para que la cabeza y el resto del cuerpo se encuentren bien al mismo tiempo.

EPICTETO, filósofo estoico griego, nos dice: "Acostúmbrate a decir delante de cada acontecimiento desagradable: 'no eres lo que pareces, sino solamente una imaginación'; 'la enfermedad es una desgracia para el cuerpo, pero no para la voluntad, a menos que la voluntad misma lo quiera'; 'la parálisis es una desgracia para la pierna, pero no para la voluntad'. Esto es lo que hemos de decir, pase lo que pase; entonces descubrirás que aquello podrá ser una desgracia para alguien, pero no para ti".

El dolor tiene un efecto promotor de las fuerzas vitales

externas e internas, que llevan a una transformación personal. En la antropología de KANT se encuentra esta frase: "El dolor es el aguijón de la acción; en la acción sentimos realmente nuestra vida. Sin ella todo sería inanimado".

FICHTE, filósofo alemán (1879), subraya el alto valor de la actividad, que aporta felicidad y alegría y que nace precisamente en la voluntad como superación del dolor. "El dolor nos mueve a la actividad. Esa es la intención del dolor"

La lucha heroica contra el dolor se consideraba prueba suprema de grandeza del alma y fuerza de carácter. El dolor por sí mismo no es más que un medio para otro fin.

NIETZSCHE, filósofo alemán (1876), dice en su tesis fundamental: "El dolor es uno de los valores destinados a la conservación de la especie"; "en el dolor hay tanta sabiduría como en el placer"; "con el dolor, de una manera u otra nos viene también un regalo del cielo, una nueva fuerza, aunque no sea más que una ocasión para ejercitar la fuerza"; "el dolor es siempre un estadio de transición, medio de experiencia de valores, pero nunca un fin en si mismo".

ERNST JÜNGER, filósofo alemán (1934): "El dolor es una de estas llaves con que se abre no solamente lo más íntimo, sino también el mundo"; "dime cual es tu relación con el dolor y te diré quién eres".

HARTMANN, filósofo alemán (1926), muestra que "el gran dolor abre profundidades que no sospecha el hombre que no está afectado por él"; "tal vez no sea exagerado decir que el sufrimiento es el verdadero profesor de la conciencia de los valores".

A partir del siglo XIX el hombre ha podido controlar el dolor a través de narcóticos o por anestesia local. Este hecho modificó la actitud frente al dolor. Se podía luchar contra el dolor por medios externos. Estos avances han dado la posibilidad de liberarnos del dolor con la medicación, pero, al ser evitable, han hecho que el ser humano no tenga ahora la voluntad de soportarlo. Y está muy bien poder evitar el dolor, pero se elimina la posibilidad de hacer un análisis de los fundamentos biológicos de la vida personal de quien padece el dolor;

dichos fundamentos son ignorados por completo.

El hombre occidental, acostumbrado a evitar el dolor, se encuentra bajo una experiencia temible que le es imposible evitar. Para él es peor el dolor que la muerte. La incapacidad de soportar el espectáculo de la sangre que experimentan muchas personas es consecuencia, en parte, del miedo al dolor corporal; quieren huir del dolor.

Yo creo que después de una enfermedad con mucho sufrimiento como es la fibromialgia se produce un cambio en la personalidad que da posibilidad a nuevas fuerzas. Este cambio se debe al proceso de introspección que viene producido al sentirse abandonado y aislado como consecuencia del dolor y la enfermedad.

Cambios conscientes en la experiencia con el dolor generalizado

- En vez de hacer tres cosas al mismo tiempo, oblígate a hacer una y más despacio; a veces ni esto.
- En vez de trabajar hasta el agotamiento, trabaja hasta que el dolor o la fatiga te marque los límites. Con el tiempo te das cuenta que es mucho mejor no llegar a estos límites, que es necesario parar antes.
- En vez de ir deprisa, ve a tu ritmo natural.
- En vez de pensar sólo en los demás, empieza a pensar en ti.
- En vez de ser orgulloso, empieza a ser humilde.
- En vez de reprimir la ira, empieza a expresarla, pero sin herir a los demás.
- En vez de hacer lo que gusta a los demás, empieza a hacer lo que te gusta a ti.
- En vez de ser un esclavo más de la sociedad, empieza a ser un ser libre y a sentirte una persona privilegiada en una nueva vida.

CONCLUSIÓN DESDE MI EXPERIENCIA

El dolor es el gran maestro que hace cambiar tu vida cuando tú no lo querías y este cambio es tu salvación. Si tú cambias, la fibromialgia se va, porque ya has aprendido todo lo que necesitabas saber para iniciar una vida mejor, la vida de la persona libre, sana y feliz. Todas las dificultades que van apareciendo después ya no son una gran montaña, porque tu comprensión hace que se vaya allanando el camino.

Se desarrolla la fuerza de la compasión y comprendes el sufrimiento de los demás a través de tu propia experiencia. No es sentimentalismo, es compasión.

Cuando lloraba en los momentos más dolorosos de mi proceso, el dolor se desvanecía como si las lágrimas diluyeran las rigideces de mi personalidad, como si la tristeza liberada vaciase el depósito del dolor contenido: "Bienaventurados los que lloran"… Yo he llorado; he llorado amargamente, desconsoladamente, desesperadamente… porque he sentido romperse el soporte de mi EGO. Las lágrimas limpian y te preparan para el cambio. Los cambios no nos gustan, incluso los cambios que hemos planeado durante muchos años. Por ejemplo, en mi caso, cuando por fin nos trasladamos a la nueva casa de mis sueños me sentí triste el día que dejamos la vivienda donde habíamos pasado 27 años llenos de recuerdos. A veces son pequeñas muertes, pero son necesarias para evolucionar. En la fibromialgia es necesaria una muerte que actúe a modo de una poda de todo lo que es antiguo, precisamente para que brote algo nuevo en nuestro interior y pueda regenerarse nuestro exterior o cuerpo físico.

TRATAMIENTO EN LAS CLÍNICAS DEL DOLOR

Visité tres clínicas del dolor. Dos me propusieron como solución quemar las cabezas de los nervios que están afectadas por la tensión muscular y osteoarticular en las zonas de más dolor, que en mi caso eran el sacro y el coxis. Esta técnica, llamada *rizolisis*, la efectúa el neurocirujano en el quirófano. Aplica unas punciones y el paciente ha de decir qué puntos son los más dolorosos, y así el médico puede actuar donde se le indique. Me dijeron que podía mejorar si me sometía a esta técnica, pero tampoco me lo aseguraron. No me explicaron las consecuencias de estas quemadas.

Yo ya tenía experiencia de una sesión con una serie de infiltraciones con antinflamatorios en esta zona con las que no mejoré; de hecho empeoré, y me arrepentí de habérmelo dejado hacer. Por tanto, la rizolisis no me pareció adecuada para mí, ya que lógicamente afectaba a los nervios para toda la vida, con consecuencias desconocidas y seguramente perjudiciales.

En la tercera clínica del dolor me proponían hacer periódicamente unas sesiones de anestesia de estos nervios. Pensé que tanta anestesia dentro del organismo no podía ser buena, ya que se trataba de ir haciendo sin límite de tiempo.

Lo que podía parecer una solución en aquel momento podía convertirse en más problemas de dolor. Ahora estoy satisfecha de haber decidido no seguir ninguno de estos tratamientos.

10
REFLEXIONES

Las he agrupado por temas:

1. Estilo de vida
2. Relación con el entorno
3. Crecimiento espiritual

ESTILO DE VIDA

- No hemos de identificarnos con el dolor y el sufrimiento, porque no nos hace mejores; nos hace peores. El dolor no comprendido no sirve para nada, no soluciona nada; sólo sirve para alimentar los intereses del sistema médico, hospitalario y farmacológico.

- Si no escuchamos los mensajes del cuerpo siempre estaremos dudando, y la duda nos producirá inseguridad, y la inseguridad, miedo. Del miedo se derivan diferentes manifestaciones como la ira, que genera siempre sufrimiento.

- Aquello que pienses, hazlo; si no, no lo pienses.

- En el centro emocional tenemos muchas corazas, muchos miedos, que producen una falta de seguridad personal. Hemos de enfrentarnos a nuestros propios límites para poderlos trascender. ¿Qué es lo que no haría nunca? Por ejemplo, hablar en público o escribir un libro, en mi caso. ¡Pues hagámoslo! Hemos de afrontar nuestras propias limitaciones y avanzar; o hacemos el paso ahora o no lo haremos nunca. No hay excusas como: "Yo no puedo, yo no sé". Hemos de hacer lo que podamos y un poco más.

- El sufrimiento no comprendido nos limita e incapacita. Nos interesa estar centrados en la realidad de lo que somos; ni ser pesimistas ni optimistas, ser realistas.

- Se han de tener objetivos concretos en la vida. Si te convienen, también pueden convenir a los demás.

- Hemos de vivir felices, pero la felicidad no se regala. Se ha de ganar con esfuerzo y voluntad.

- Se han de sustituir los hábitos inútiles. Es necesario observarlos y cambiarlos con conciencia; así evitaremos gastos inútiles de energía.

- El pensamiento, la emoción y la acción han de estar unificados si queremos vivir con armonía.

- Cuando la demanda externa no está de acuerdo con nuestro pensar, sentir y hacer, hemos de saber decir "no". Es un acto de poder, viviremos mejor y más años.

- Cuando el pensamiento, la emoción y la acción no están unificados perdemos grandes cantidades de energía, y siempre estamos agotados.

- Si vivimos el instante, aquello que entendemos por *tiempo* desaparece. Por eso a veces unos minutos nos parecen una eternidad, y una hora nos parece unos pocos minutos. El tiempo es relativo.

- El instante se vive cuando están alineados el pensamiento, la emoción y la acción. Cuando unificamos lo que pensamos, lo que sentimos y lo que hacemos vamos por el camino correcto; todo parece más fácil y gastamos menos energía.

  – Entendemos erróneamente por felicidad la ausencia de dolor y sufrimiento. Inconscientemente buscamos el sufrimiento y el dolor como medida de nuestra felicidad; valorando la ausencia. Cuanto más padecemos, más felices somos cuando dejamos de padecer. Somos felices por defecto.

RELACIÓN CON EL ENTORNO

- Hemos de aprender a saber que nos conviene, independientemente de la opinión de los demás. Si te conviene a ti, puede convenir a los demás. Así evitaremos mucho sufrimiento y probablemente enfermedades.

- Si quieres recibir, primero has de dar.

- Empieza a valorarte sin mirarte a través de los ojos de los demás.

- Con el "he de hacer" no vivimos el presente; hace que proyectemos el pasado hacia el futuro y nunca vivimos el aquí y ahora. Entonces es cuando aparece el miedo de que no se cumpla nuestro deseo. El miedo siempre comporta violencia hacia los demás o hacia sí mismo. La violencia es ira, y esta conlleva impaciencia, competitividad, agresividad, etc. Cuando la ira no se puede descargar a través de la acción y se reprime, aparece el cuadro sintomático de la fibromialgia. Este es solamente uno de los ejemplos más comunes de la causa de muchas enfermedades.

- Nadie tiene la culpa de lo que me pasa. Cada uno recoge aquello que ha sembrado.

- Primero he de estar bien yo; si yo estoy bien, también lo estarán los demás. Si yo estoy mejor, todo mejora a mi alrededor.

- El bien y el mal en sí mismos no existen; dependen siempre del momento en que vivimos, de la cultura, de la sociedad, etc. Hemos de aprender a saber lo que nos conviene independientemente de los conceptos del bien y del mal y de la opinión de los demás. Comprendiendo que aquello que no quieras para ti, no lo quieras para nadie.

- Nos valoramos en función de lo que nos valoran los demás. Nos miramos a través de los ojos de los demás. ¡Empecemos a valorarnos nosotros mismos!

- La felicidad y la independencia interior se han de conquistar con esfuerzo. No has de ser dirigido; cada uno ha de dirigir su propia vida. Es necesaria una revolución interna: "¡Ya basta!" Y esta revolución es desde fuera hacia dentro.

- Lo más importante es que reconozcas las consecuencias de tus actos. No puedes separarte del entorno. Has de dar lo mejor de ti sin dejarte esclavizar, siendo consciente.

- No hemos de quejarnos por aquello que somos o por

aquello que dicen o hacen los demás. Dejemos de mirar a los demás y miremos hacia nuestro interior.

- Los demás son el espejo donde nos podemos reconocer. Cuando los criticamos, nos criticamos a nosotros mismos. Aquellos defectos que vemos en los demás también lo tenemos; si no, no los reconoceríamos.

- Te has de fijar en los demás para saber lo que te pasa a ti; lo que me irrita del otro se encuentra en mi inconsciente.

- Aquello que admiro de los demás es aquello que me falta. Y aquello que critico es aquello que me sobra. El trabajo consiste en desarrollar aquello que nos falta y eliminar aquello que nos sobra. Todo esto en la medida de nuestras posibilidades. Los valores y los defectos son los extremos de la misma unidad.

CRECIMIENTO ESPIRITUAL

- Hemos de aprender a amar conscientemente, con el corazón; primero amarse a uno mismo, pero no egoístamente, sino buscando la vía de la liberación y del respeto hacia nosotros, controlando nuestras energías. Todos tenemos muchos valores que están ocultos, a causa de las exigencias sociales, la educación rígida, etc.

- Cuando quieras algo, canaliza la energía para conseguirlo.

- Para salir de la esclavitud psicológica hemos de hacer un trabajo individual que consiste en descubrir las facultades y los valores que hay en nuestro interior.

- Hemos de ser conscientes de nuestros límites para no convertirnos en esclavos.

- Hemos de asumir nuestra propia responsabilidad personal con voluntad y esfuerzo si queremos conseguir algo, ya que no nos regalarán nada. Hemos de cambiar para hacer un nuevo mundo dentro y fuera de nosotros mismos.

- El pensamiento es energía, pero ¿cómo incide sobre la materia? La mente emite una energía muy potente a la que nadie da importancia. Materializamos lo que previamente hemos pensado.

- Nosotros nos tratamos igual que nos trataron nuestros padres. Son registros que tenemos y aplicamos a lo largo de la vida que hemos de borrar para poder vivir sin sentirnos culpables.

- Crecer siempre implica un *acto de poder*. No hemos venido a este mundo a vegetar; hemos venido a evolucionar como conciencias. Si no lo hacemos la mecánica de la vida nos lleva hacia la involución.

- Vivimos en el cuerpo pero no somos el cuerpo. Somos mucho más.

- Nuestra experiencia vivida y comprendida es nuestra propia verdad; es la sabiduría de la conciencia. Entonces podemos decir: "Yo no creo; yo sé".

- Con las decisiones tomadas desde la conciencia perdemos el miedo y tenemos más confianza en nosotros mismos, más autoestima y más fortaleza interior. Todo está en nuestro interior; fuera no hay nada. Es necesaria una introspección para saber que la realidad exterior es el reflejo de nuestra realidad interna.

- Hemos de tomar conciencia del proceso mecánico constituido por estos pasos: pensamiento, emoción, actitud, tensión, acción y, finalmente, no identificarnos con lo que les pasa a los demás. Me separo y me autoobservo, y dirijo este proceso conscientemente.

- Hemos de reconocer en nuestro interior las tres fuerzas: atención (fuera y dentro), recuerdo de sí (quién soy) y autoobservación (cómo me siento y qué hago). La conciencia las unifica y las dirige de acuerdo con sus intereses, a partir de un acto de poder.

- Todos nos hemos de enfrentar con nuestras propias creaciones: penas y alegrías, salud y enfermedad, etc. Es la ley de recurrencia, ya que todo se repite hasta llegar a la comprensión. Hemos de llegar a la comprensión de las circunstancias que vivimos para modificar sus causas y efectos y así poder dirigir conscientemente nuestra vida.

- Hemos de agradecer las dificultades y los obstáculos de la vida; cuanto más grandes sean, más nos harán crecer si los sabemos aprovechar conscientemente.

- El agradecimiento a todo y a todos y, especialmente, a la vida, es la llave que nos abrirá las puertas de nuestro crecimiento espiritual.

- Allí donde hay dolor, no hay amor. La ausencia de amor siempre conlleva sufrimiento. Donde hay amor no hay dolor.

- El amor es la fuerza universal que todo la apacigua, suaviza y simplifica. Pero este ha de ser un amor consciente. El amor consciente no puede estar sometido a opiniones, conceptos o individualismos. El amor consciente es como el sol: ilumina lo perfecto e imperfecto. No hace diferencias.

- Como estamos programados desde la infancia en la polarización del bien y del mal, el me gusta y no me gusta, no podemos extraer ni expresar la verdad que tenemos delante porque no la vemos ni la podemos reconocer. En general, tenemos el centro de gravedad en el aspecto negativo; casi siempre pensamos en negativo. Por ejemplo, la fibromialgia no se puede curar.

- Las cosas y los actos no son ni buenos ni malos. A partir de aquello que son, nos convienen o no nos convienen. Aquí radica la verdadera y libre elección.

- Nos conviene todo aquello que representa un desarrollo, un despertar, una mejora material, psicoemocional y espiritual para nosotros y para los demás.

- En muchos casos puede haber mucho mal en aquello que nos parece bueno o se considera socialmente bueno. Y a la inversa; puede haber mucho bien en aquello que aparentemente parece malo. Por esto, el bien y el mal son relativos.

- Siempre depositamos nuestras expectativas de felicidad en los otros. La felicidad no está fuera, sino en nuestro interior. La búsqueda de esta felicidad está en el autoconocimiento.

- Si no hay revolución, no hay cambio, y la esclavitud

psicológica continúa creciendo y creciendo. ¿Quién se revoluciona dentro de nosotros? La conciencia.

- El pobre no es quien no tiene dinero; es quien no sabe. Caemos en muchos errores por la ignorancia: enfermedades, desgracias, sufrimientos, etc.

- La causa fundamental de la enfermedad es la ignorancia. En muchos casos, es apoyada por el sistema, por los intereses creados dentro de las corporaciones (esto ocurre en alimentación, política, medicina, etc).

- Hay una profunda división en la humanidad. Se ha desvinculado la materia del espíritu, y esto ha producido que nos introduzcamos en la oscuridad y en la ignorancia de la razón de la existencia. Materia y espíritu son uno; son los extremos de una misma cosa.

- Hemos de descubrir en nuestro interior los valores, reconocerlos y desarrollarlos buscando la perfección de nuestros pensamientos, emociones y actos. Las cosas no son ni buenas ni malas; son perfectas o imperfectas. Si buscamos la perfección, eliminaremos la dualidad y caminaremos hacia la unidad.

- La perfección es la acción correcta en el momento justo y el lugar adecuado.

11
SUEÑOS REVELADORES

He escrito este capítulo de los sueños porque considero que son muy importantes para las personas como yo, que tienen inquietudes espirituales y se hacen muchas preguntas.

De pequeña dormía mucho; era siempre la primera en irme a la cama y la última en despertarme. No me costaba, al contrario de otros niños que protestan y no encuentran nunca el momento. Me gustaba acostarme pronto porque sabía que en los sueños sería feliz. El mejor sueño, el que se repetía de forma recurrente era el de un ser que me cogía en brazos y me llevaba a ver el universo. Yo sentía una paz y una felicidad inmensas; no se puede explicar con palabras.

No recuerdo ningún sueño en esta época que no fuera de bienestar y de alegría. Los años transcurrieron y en la adolescencia no todos mis sueños fueron agradables; había de vez en cuando una pesadilla; o me caía por un barranco, o bien me perseguían y yo no avanzaba.

Después vinieron los sueños de exámenes, cuando ya había acabado los estudios en la universidad. Tenía delante un papel en blanco y no tenía ni idea de lo que me estaban pidiendo. ¡No sabía nada!

Con la muerte de mi madre y la enfermedad de mi hijo recién nacido empezaron los sueños de pérdidas de seres queridos. Frecuentemente me despertaba sollozando y con lágrimas en los ojos.

Después de la muerte de mis dos hermanos también soñé muchas veces que estaban vivos y que continuaban haciendo una vida familiar, como antes, como si nada.

Cuando llegó la fibromialgia empecé a ser consciente de que los sueños eran importantes. Una terapeuta me aconsejó que estuviera atenta y los escribiera en el momento de despertar, para no olvidarlos, ya que los sueños me podían aportar información, como por ejemplo la causa de la enfermedad. La fibromialgia me abrió una gran cantidad de interrogantes, pero no encontré el significado de lo que soñaba. Ahora he empezado a descifrar el contenido de los sueños y a comprender el mensaje. Sería recomendable que todas las personas enfermas buscasen en los sueños las respuestas a las preguntas que se originan en los momentos de dificultad.

Cuando me encontraba en los momentos más dolorosos y difíciles de la enfermedad soñé con ataúdes, llaves, armarios, el grial, música, Mercurio, San Juan de la Cruz dándome el libro de "la noche oscura del alma", agua, comida, aviones, el buen pastor, nuevos hijos, guerras, enfermedades, flores, dolor debajo de la piel, yo sembrando, la palabra 'regeneración', caminos difíciles, caminos seguros, estaciones, trenes, ayudando a la gente… En general muy difícil de descifrar, ya que el lenguaje de los sueños no es el mismo que utilizamos para hablar. Pero sabía que escondían un mensaje importante.

Es fundamental trabajar con nuestros sueños, pero necesitamos práctica, comprensión e intuición. Los libros de simbolismo de los sueños son necesarios, pero hemos de tener en cuenta que dependen de la interpretación de cada autor. Hemos de crear nuestro propio diccionario, aprendiendo a relacionar los sueños con los acontecimientos de la vida.

Los sueños son el lenguaje que utiliza nuestro Ser para comunicarse con nosotros.

La interpretación de los sueños requiere el aprendizaje de su lenguaje, su simbolismo y las leyes que los rigen.

Hay dos tipos de sueños:

1. De naturaleza mecánica: son la repetición de lo que sucede durante el día como continuidad de nuestros problemas.

2. De naturaleza onírica: tienen un contenido de síntesis muy claro. Y nos despertamos siempre al final del sueño, sea la hora que sea. A este tipo de sueño se le llama *experiencia onírica*. Los hemos de apuntar

esquemáticamente y más tarde reflexionar y meditar sobre su contenido.

La experiencia onírica tiene un mensaje oculto que hemos de descubrir para poder extraer su contenido.

Todos los grandes inventos nos han llegado a través de los sueños; por ejemplo, Einstein con sus teorías, el teléfono, la bombilla... la tecnología avanzada.

Los sueños forman parte de la historia de la humanidad. Nos lo explican los profetas, los maestros... Los libros sagrados están llenos de sueños.

Los sueños son fundamentales para avanzar en nuestro camino de evolución y pueden tener distintos lenguajes, como por ejemplo el simbólico, el de información para el presente o el futuro, el que nos ubica en nuestro proceso, el que nos guía, etc.

Los sueños se rigen por unas leyes:

1. Analogía filosófica. A través de ella se nos transmiten verdades.
2. Analogía de los contrarios. El sueño de algo dulce se convierte en una amargura en la vida.
3. Ley de la numerología. Los números tienen sus propios símbolos en los sueños.

El sueño es como un cuento, como una historia, una película, etc. Tiene una introducción, una trama, una crisis y un desenlace.

La introducción nos conduce a un cierto ambiente, un lugar donde hay alegría, tristeza, miedo..., y a un cierto lugar: la ciudad, la montaña, la playa, dentro de un edificio...

La trama depende de los personajes que aparecen; si son conocidos, desconocidos, de ficción, históricos; si hay animales, coche, aviones, trenes...

También la trama nos plantea qué sucede con los personajes y los objetos.

Crisis en la trama: se plantea un problema, casi siempre

difícil de resolver.

Desenlace, con una solución deseada o sorprendente del conflicto. A veces el sueño no nos conduce al desenlace. Si el sueño no se termina, es recomendable preguntarse qué final podría ayudarnos a resolver el problema planteado. El sueño con sus símbolos nos lleva siempre a una comprensión de lo que nos está pidiendo la vida en el momento presente.

Un sueño para todos vosotros:

Después de transcurridos 7 años desde mi total recuperación de la enfermedad y debido a que continuo ayudando a todas las personas que me lo piden, me han dado un sueño para todos vosotros:

"La hierba de San Benito (Cnicus Benedictus) cura la fibromialgia"

Podéis encontrar información de esta planta en el capítulo 5 (Fitoterapia).

Este sueño nos dice que esta planta es de gran ayuda en esta enfermedad. Yo la desconocía, nunca había oído hablar de ella, pero la he buscado durante meses hasta encontrarla y ha sido muy curioso, di con ella en el lugar donde compro las medicinas naturales que uso. La medicina que nos cura, siempre está cerca de nosotros. Así de fácil.

Ahora (Julio 2012) tomo una infusión, mañana y noche, para poder experimentarla y recomendarla.

12

CONCLUSIONES

Muchas personas, después de haber leído el libro, me han comentado que hay mucha información y no saben por donde empezar el camino hacia la Salud. Por ello, os propongo hacer una gran transformación de la manera de pensar, sentir y actuar, según el **método mestre** que explico en mi segundo libro DE LA FIBROMIALGIA A LA SALUD. Este libro contiene la parte práctica de mi experiencia, que es el material que uso en mis talleres para las personas enfermas con voluntad de alcanzar al Salud.

Primero de todo tiene que iniciarse una revolución interna, si no hay revolución no hay cambio y la esclavitud psicológica continúa creciendo. Hay que despertar la conciencia.

Si mi vida me había llevado a padecer fibromialgia, estaba claro que no iba por buen camino; si quería salir de aquella pesadilla, lo mejor era cambiar la forma de vivir y de actuar. De hecho la enfermedad ya me había alejado del trabajo; ya tenía el primer cambio. El planteamiento de si volvería o no a trabajar como arquitecta se produjo más tarde. Mi primer objetivo era curarme y dejarme de hacer preguntas como estas: "¿Por qué yo?" "¿Qué he hecho mal?"... Y, estudiar qué podía hacer, qué opciones tenía.

Al principio con mucha curiosidad, leí todo lo que era más científico y más actual en aquellos momentos sobre la enfermedad. Aquello me desbordó, porque significaba algo realmente incurable, y yo no sabía exactamente cómo abordarla, este no era el camino. Dejé de ir a los médicos que creían que no podían hacer nada por mí.

NUNCA CREÍ que la enfermedad fuera crónica: de otro modo, no habría conseguido curarme. Esta actitud significó una rotura con el patrón de conducta y creencias de mis padres, de mis maestros y también de las mías hasta ese momento. ¿Por qué no lo había hecho antes? Porque estaba inmersa en la rueda de una vida sin preguntas. La enfermedad me empujó a moverme por mi cuenta por primera vez en la vida buscando otras posibilidades, otras verdades, de manera que estudié, probé, experimenté, contrasté, y pude comprender claramente que la ignorancia es la culpable de todos los sufrimientos y dolores.

Gracias a la fibromialgia conocí múltiples posibilidades para curarme y para aprender a vivir mejor.

Tener las ideas claras y perseguir tus sueños, digan lo que digan a tu alrededor, es la clave para conseguir lo que los demás no son capaces de conseguir, porque ya se han resignado con lo que tienen y no quieren cambios en su vida. Yo no me resigné.

Una de las grandes lecciones de la fibromialgia es aprender a estar sola, a confiar en tu propia intuición, a organizarte, a esforzarte para superarla. Ni la familia ni los amigos no pueden comprenderte, ya que no entienden lo que te pasa, y lo interpretan a su manera.

Nadie puede hacer nada por ti. ¿Quién puede entender una enfermedad tan rara? Tú eres el protagonista de esta historia y la que has de llevar el timón de esta nueva vida que te ha tocado iniciar. Puedes elegir entre diferentes caminos: el camino del victimismo, el camino del miedo, el camino de la comparación con los otros enfermos, a *ver quién gana* ("yo todavía estoy peor que tú…"). Yo elegí el sueño de curarme, pero oí bastantes comentarios de incredulidad a mi alrededor; recuerdo uno: "Si fueses joven, aún, pero a tu edad, creo que no es posible". Bueno, pensé, ¡la curación no depende de la edad! Yo me sentía diferente a los demás, por cierto nada optimistas.

Creo que tener sueños ha sido una constante en mi vida, y siempre, tarde o temprano, se han cumplido. Tener sueños es estar vivo. Hay circunstancias que hacen replanteártelo todo y buscar. Esta era mi segunda oportunidad, ya que nunca más volvería a caer en las equivocaciones de mi vida pasada. El hecho de empezar de nuevo me daba la oportunidad de pensar en mí, cosa que tenía hasta entonces olvidada, y de llevar una vida de atenciones y cuidados, como si mi persona fuera una niña pequeña enferma. Después de estar mucho tiempo sin saber qué hacer con mi vida (porque a raíz del dolor y la fatiga mis actividades habían desaparecido casi todas), empecé a preguntarme: ¿quién soy?; ¿qué objetivo tiene mi vida?; ¿qué deseo?; ¿qué siento?; ¿para qué tengo esta enfermedad?,… y fueron apareciendo las respuestas, muy lentamente.

Lo que veía claro era que mi primer tramo no tenía continuación; me tenía que inventar esta segunda parte. Pero no se podía improvisar de un día para otro. Intuí que la reconstrucción sería muy lenta, porque había caído muy hondo. Lo que me gustaba más era que este tramo establecía la parte más creativa de mi vida, ya que no tenía que empezar de cero, sino de más abajo, había que recorrer un camino muy largo.

Aquietando la mente racional, que tenía muy agitada, me fue surgiendo la intuición y la creatividad, que ahora he sabido que son atributos de la conciencia. De una forma espontánea hice el cambio en mi proceso espiritual; este cambio radicó en dejar de pedir a Dios mi curación y, en su lugar, dar gracias cada mañana por la vida y por la nueva oportunidad que se nos ofrece cada nuevo día. Empecé a practicar la meditación, lo cual me aportó la oportunidad de calmarme mentalmente, emocionalmente y físicamente.

Hasta hace cinco años yo era una mujer trabajadora muy implicada y con un gran sentido de la responsabilidad. Casada y con dos hijos, pertenecía a las primeras generaciones que querían compatibilizar trabajo, casa y familia, y hacerlo todo lo mejor posible, aunque nos llevara a ir a contrarreloj.

Al empezar la menopausia sufrí un empeoramiento de muchos síntomas que ya arrastraba hacía años, pero que no me impedían hacer una vida 'normal'. Una vida dentro de las expectativas que tiene la sociedad en que vivimos, más las que nosotros nos vamos imponiendo, como si no hubiera otra manera de hacer que no fuera, en el caso de las mujeres, estar siempre pendientes de los demás.

Las personas con fibromialgia no hemos tratado mal a las otras personas; nos hemos tratado mal a nosotras mismas. No hemos entendido aquel mandamiento que dice "ama a tu prójimo como a ti mismo", ya que el prójimo ha sido la prioridad y nos hemos olvidado de nosotros, de cuidarnos, de escuchar el cuerpo que decía 'basta'. En mi caso, como veía la necesidad de los demás me entregaba y pensaba que más adelante ya me cuidaría, ya me preocuparía de mí; *yo* podía esperar. Pero el *yo* no pudo esperar; un día se rompió, se quemó, explotó... No sabría definirlo con una palabra. Necesitaría expresarlo con muchísimas palabras y todavía no estaría bien definido, ya que en general es de lo más complejo, porque ya no hay nada que funcione como antes; ni físicamente ni mentalmente ni emocionalmente.

De repente aparece un problema tan difícil de resolver que lentamente vas hundiéndote en un pozo y después, cuando intentas salir de él y lo consigues, aparece un laberinto lleno de caminos con las puertas cerradas. Nadie puede ayudarte, nadie te comprende, nadie hace nada, te sientes abandonada, te sientes extraña, una persona rara dentro de un mundo que continúa sin ti. Y aprendes a decir NO; no porque no quieras, no porque no te haga ilusión, no porque no te guste, no porque no te interese o no te conviene, sino porque NO PUEDES.

Es una enfermedad que se transforma en una GRAN MAESTRA. Como tú no has sabido decir 'NO' cuando lo debías decir, puesto que no supiste decir 'basta', entonces te enseña a decir NO, a saber lo que te conviene, por necesidad. Te enseña a no tener miedo de decir lo que piensas, aunque al otro no le guste. Aprendes a expresar las emociones, los sentimientos. Ahora son primero mis necesidades; ya que no me importa no agradar a los demás, ya no me importa no ser querida.

Es una lástima que haya necesitado una enfermedad para hacer este cambio de vida que marca claramente la diferencia entre lo que hice y lo que tendría que haber hecho para no enfermar.

Deseo que este libro sea útil a las personas sanas y se ahorren el tener que sufrir para aprender a vivir. Yo ya veía que iba por mal camino; creía que llegaría el día en que podría cuidarme (pero antes tenía que resolver otras prioridades que no eran mis necesidades, evidentemente). No obstante, llegó antes la fibromialgia que este 'día'. Mi cuerpo hacía años que me avisaba; cada día me sentía más cansada y con más dolor. Recuerdo que después de comer me tenía que recostar en el sofá y dejaba el café para después del descanso, para tener fuerza para continuar, y terminé necesitando que me ayudaran a incorporarme.

Esta enfermedad te enseña a hacerte respetar, a buscar la libertad que no has tenido nunca, a reorganizarte la vida. Las crisis son una verdadera oportunidad.

Esta experiencia de cinco años con la fibromialgia me ha servido para replantear la vida y para aprender a vivirla mejor, ya que el pasado, comparado con el presente, ha sido un infierno. Las personas con esta enfermedad, hemos seguido unos patrones de comportamiento mal entendidos que nos han llevado por un camino equivocado. El nuevo camino comienza por aprender a desaprender. Es tanta la información errónea recibida, es tanta la rigidez adquirida… El trabajo es largo, pero si hacemos un repaso de nuestra vida veremos claramente lo que no hemos de repetir para conseguir una mejor calidad de vida. Somos una sociedad de esclavos. Primero la escuela, con pautas equivocadas; después la universidad, la religión, la marginación de la mujer, el entorno, la publicidad… Somos engañados siempre para llevarnos allí donde quiere el sistema. Ha llegado el momento de ser seres libres, de dejar de trabajar a disgusto, hemos de encontrar el trabajo que nos haga disfrutar, con el que podamos ejercer la libertad… Es bueno empezar con ilusión, sin miedo, como quien se tira por primera vez al agua.

Tú puedes, atrévete.

La resolución de la fibromialgia pasa por muchas fases; con algún cambio no es suficiente. Es necesario un amplio abanico de estrategias; un gran despertar de la conciencia, que tenemos todos dormida.

En el dolor de la fibromialgia hemos de ver la oportunidad que nos ofrece de crecimiento y liberación.

Si controlas los pensamientos, controlarás las emociones. Nuestros pensamientos y nuestras emociones nos pueden enfermar, pero también nos pueden sanar; tienen mucho poder.

La rabia es la principal causa de la pérdida de armonía. ¿Qué hacía antes? Callaba. ¿Qué hago ahora? Hablo intentando no ofender al oponente, tan sólo busco la comprensión. No hemos de preocuparnos; hemos de ocuparnos.

Hasta ahora las prisas han dirigido mi vida; nunca más.

Siempre que se cierra una puerta se abre otra más ancha.

La enfermedad es la consecuencia de muchos errores; eliminando los errores se produce la curación.

Estamos tan dormidos (identificados con lo que hacemos) que no estamos nunca despiertos con nosotros mismo.

El secreto de la autocuración radica en el autoconocimiento, en saber realmente como somos y para averiguarlo nos ayudarán las personas de nuestro entorno.

Los defectos de los demás son nuestros defectos, sus valores son los que nos faltan.

Haz lo que puedas hoy y cada día y así lo llegarás a conseguir, con paciencia y perseverancia.

Cuando nos sintamos nerviosos lo mejor que podemos hacer es pararnos y hacer tres respiraciones profundas.

Esta experiencia de cinco años con la enfermedad me ha servido para aprender a vivir con libertad. Antes pertenecía a esta sociedad de esclavos en la que yo misma me había hecho esclava, para terminar viviendo dentro del infierno de la fibromialgia con dolor, preocupación, amargura, miedo, ansiedad, exceso de emociones, cansancio, desesperanza, soledad, incomprensión... (La incomprensión se debe a que el dolor de la fibromialgia no se puede definir conceptualmente; sólo se puede comprender con la propia vivencia. Solamente los enfermos te pueden entender).

Ahora he aprendido a vivir mi vida y a dejar que los demás vivan la suya. Las personas de mi entorno ya han empezado a darse cuenta de que ya no soy la misma. La lástima es que he tenido que pasar por este proceso tan doloroso para darme cuenta de que la vida es otra cosa, mucho mejor de lo que creía.

De pequeña me esforcé por ser querida; de mayor para ser valorada... A través de la fibromialgia he comprendido que he venido a trabajar sin esperar ningún reconocimiento, sin esperar nada a cambio.

En nuestra sociedad parece que para autorealizarse es necesario hacer un montón de actividades, tanto en el trabajo como en el ocio. Las mujeres, dentro del mundo laboral, tienen aseguradas estas múltiples actividades, aunque no lo quieran. Esto es una gran equivocación, y yo me equivoqué.

Ahora se promueve una cultura del tener rápidamente, pero cuando enfermas ni el tener ni la rapidez tienen valor; ya no tienen sentido. Hay una frase que dice: "La mente ha de compadecerse del cuerpo". Ahora he aprendido a escuchar a mi cuerpo y a valorarlo y cuidarlo.

Para curar la fibromialgia es necesario primero aceptarla y después comprenderla. Es necesario reflexionar y generar nuevas circunstancias para ayudar a cambiar la estructura psicológica que ha causado nuestros errores, ya que la forma de entender la vida no es la adecuada.

Siento un agradecimiento muy profundo y para materializarlo quiero compensar este favor que he recibido ayudando a las personas que padecen fibromialgia.

Podemos resumir el libro en cuatro conceptos que vienen guiados por nuestro corazón:

1. Cambio de estilo de vida (evitar el estrés)
2. Cambio de relación con el entorno (aprender a decir NO)
3. Cambio de hábitos (alimentación)
4. Cambio espiritual (despertar de la conciencia)

Sólo que, con este libro, pueda ayudar a algunas personas afectadas de fibromialgia y síndrome de fatiga crónica, ya habré conseguido mi objetivo.

NOTAS

1- El *Pancha Karma* es un tratamiento que sirve para aumentar la absorción de los alimentos, ya que las toxinas del cuerpo hacen barrera e impiden el buen aprovechamiento de los nutrientes.

2- *Mantra* es una palabra sánscrita que define una serie de sonidos que, cantados de una forma repetida, producen una liberación de energía muy poderosa que es muy útil para el equilibrio físico, emocional y mental.

3- Rafael Vidal es autor del manuscrito *Una filosofía de vida a nivel de libertad y amor.*

BIBLIOGRAFÍA

- *Cómo decir "no" sin sentirse culpable.*
  PATTI BREITMAN, CONNIE HATCH. Ed. Plaza Janés. 2002
- *Tao Te King*
  LAO TSE. Ed. Edaf. 2004
- *La libertad primera y última.*
  KRISNAMURTI. Ed. Kairós- 2004
- *La enfermedad como camino.*
  T.DETHLEFSEN Y R. DAHLKE. Nuevas ediciones de bolsillo. 2000
- *Revista Athanor,* núm 51 (mayo-junio 2005)
  Pág. 14 Art. *"Fundamentan científicamente las medicinas orientales"* FERNANDO SÁNCHEZ QUINTANA.
- *Curarse con la homeopatía.*
  DR. JACQUES BOULET. Ed. RobinBook. 1997
- *Ayurveda*
  DR. VASANT LAB. Ed. Emecé Editores 1988
- *El poder de las pirámides.*
  EMILIO SALAS, ROMÁN CANO. Ediciones M.R. 1978
- *La casa sana.*
  MARIANO BUENO. Ed. Martínez Roca 2002.
- *El sueño lúcido.*
  DRA. CONSUELO BAREA. Ed. Océano Ambar. 2000
- *Macrobiótica Zen*
  GEORGES OHSAWA
  Publicaciones GEA. Uruguay

- *Guía de la macrobiótica para principiantes.*
  JON SANDIFER. Ed. Arkano Books 2004
- *El libro de la macrobiótica*
  MICHIO KUSHI Y STEPHEN BLAUER. Ed. Sol Universal. 1977
- *Limpieza del hígado y de la vesícula*
  ANDREAS MORITZ. Ediciones Obelisco. 2006

DIRECCIONES DE INTERÉS

MEDICINA TRADICIONAL CHINA Y JAPONES

Acupuntura:

Dr. Pol Dominique

Diagoal, 353, 3º 4ª –Barcelona // Tel: 652 793 022

Macrobiótica:

Beatriu Alabart clases prácticas.

Restaurante Miquetes Màgiques

Trobador, 20 bajos –Barcelona // Tel: 934 363 034

MEDICINA BIOLÓGICA. HOMEOPATÍA. TERAPIA NEURAL. REFLEXOLOGÍA. OSTEOPATÍA

Dra. Montserrat Noguera

Muntaner, 240, 3º 1ª –Barcelona // Tel. 934 191 716

EJERCICIO FÍSICO

Katia Walls

Profesora de TÉCNICA NADEAU

www.katiawalls.com

Tel.647 46 43 00

BIODONTOLOGÍA

Dr. J.Ll Nadal

c/ Entença, 168 Bajos –Barcelona //Tel. 933 221 741

SISTEMA TOMATIS

Neurogrup
Dra. Cori López, *neuróloga*
Avda. General Mitre, 95, bajos –Barcelona
Tel: 932 118 991

MEDICINA DEL HÁBITAT

Asociación GEA

(Asociación de Estudios Geobiológicos) www.gea-es.org

Elisabeth Silvestre, Dra. en Biología. Prospecciones geobiológicas.

Consell de Cent, 541, 2º 2ª –Barcelona

Tel. 600 713 622

Mariano Bueno

Experto en Geobiología, Bioconstrución y Agricultura ecológica www.casasana.info

TESTIMONIOS

Después de pasar por diferentes pruebas físicas, analíticas y psíquicas por parte del doctor José Alegre Martí, especialista en Síndrome de Fatiga Crónica, me diagnosticaron que sufría de este síndrome. El médico me dijo: "Olvídese de leer, ver películas, hacer ejercicio…" De golpe tenía que cambiar de hábitos y no hacer prácticamente nada de nada. Era una situación que no iba conmigo. Y me sucedió una casualidad detrás de la otra, primero me llegó a mis manos la contraportada de La Vanguardia y acto seguido escuché una entrevista por la radio de MªÀngels, y por último me llegó la convocatoria de la presentación de su libro. Recuerdo que sin pensarlo lo dejé todo y fui a la presentación. Compré el libro y me interesé también por sus talleres semanales que realiza MªÀngels. Leer su libro fue abrir la puerta a un cambio positivo. Fue un cambio total, cambiar mi actitud hacia los demás, saber decir que no a tiempo, hacer un cambio en mi dieta introduciendo nuevos alimentos como la sopa de miso, el gomasio, el arroz integral… y con poco tiempo mejoré en todos mis ámbitos. Actualmente hago una vida completamente normal.

¡Gracias por tu valentía y coraje!

Núria Omella (Barcelona)

Pienso que el libro está dirigido principalmente a personas que sufren fibromialgia, pero puede ser útil para cualquier otro problema, ya que lo más importante es la visión que nos da sobre la salud y la enfermedad, y la manera de curarse, pues detrás de cualquier malestar físico, están la mente y las emociones. Creo que es bien cierto, aunque a veces nos cuesta creerlo, que los problemas que sufrimos los creamos nosotros mismo y que la solución siempre está dentro de nosotros.

Un abrazo

Cecilia

En este libro MªÀngels nos aporta las herramientas necesarias para poder superar una dolencia considerada crónica por la medicina convencional.

Se basa en la experiencia y la observación rigurosa de su proceso y nos ofrece sus conclusiones para ahorrarnos parte del camino hacia nuestra recuperación.

Nos propone un camino fácil, se trata de una apuesta cuando desde lo más profundo de nuestro Ser hemos decidido que queremos sanarnos.

Para hacerlo nos ofrece diferentes pautas tanto alimenticias como en hábitos y conductas. Pero quizás resulta de mayor intensidad bucear en nuestro interior reconociendo con la máxima honestidad qué hay detrás de los síntomas y hacernos responsables, que no culpables, de nuestra enfermedad.

A pesar de no ser ninguna fibromialgia igual a otra, su visión nos ayuda a reconocer rasgos comunes en la forma de movernos por la vida.

Gracias MªÀngels por tu coraje y tu ayuda.

V. Roviralta

En noviembre de 2007 acudí, en Santa Cruz de Tenerife, a la presentación del libro de MªÀngels mestre "Hablemos de Fibromialgia. Yo la he ganado, tú también puedes". Por esas fechas yo ya había iniciado mi propio camino de curación, aun así siempre le agradeceré al destino haberme regalado este libro y conocer a la persona que lo ha escrito. Cuando lo leí sentí que era un libro que podría ayudar no sólo a enfermos de fibromialgia y síndrome de fatiga crónica, sino a cualquier persona que quisiera "sanar" o "mejorar" su vida, de hecho se lo regalé a varias amigas "sanas". Encontré en el libro un resumen casi perfecto de lo que yo sentía que era la enfermedad, sus posibles orígenes y la forma de ir superándola. Me encantó la cercanía y humildad con que MªÀngels nos invita a leer su proceso de al enfermedad, búsqueda y recuperación, con una ausencia total de victimismo.

Es un libro que invita a hacer cambios de "estilo de vida", "de relación con el entorno", "espiritual", que enseña desde la propia experiencia y que da muchas pautas para iniciar esos cambios que pueden llevar a la curación o a comprender, aunque sea un poquito, esta difícil enfermedad.

Mientras una luz brille en la oscuridad hay esperanza, y MªÀngels, a través de este libro, es una de esas luces.

Gracias MªÀngels por la generosidad y la valentía de escribir este libro.

Beatriz Barral (Tenerife)
Ex-fibromiálgica y s.f.c

Convivir con la fibromialgia no es fácil.

Mi camino particular me ha llevado a conocer a MªÀngels y compartir sus Talleres. He aprendido y comprendido, y me queda mucho por hacer.

Quiero animar a todas las personas con dificultades de salud y existencia, a comunicarse con ella, y si lo hacen, que sea con la mente bien abierta. Este es el camino, nada fácil, hacia la salud y la paz interior.

El libro me ha aportado una manera diferente de ver y vivir la vida. Ahora ya estoy muy recuperada. Mi cuerpo físico no parece el que era y la mente, la tengo serena y tranquila. Incluso ya he podido ayudar a otras personas a emprender el camino hacia la recuperación.

Me siento muy agradecida al día en que tuve por primera vez en mis manos este libro.

Mil gracias

Eva Canal (Torelló, Barcelona)

Quiero ante todo darte las gracias porque, por casualidad del destino, un día paseando por una biblioteca, di con un libro tuyo y, literalmente, me cambió la vida. Me lo leí, apunté direcciones y apliqué algunos de los trucos y actitudes erróneas. Aunque mi caso no era fibromialgia, yo tenía una psoriasis por todo el cuerpo, diagnosticada como crónica. Un día comencé a dejar las cremas, a confiar en mí. Me apunté a un curso de cocina macrobiótica en Miquetes Màgiques, fui al Dr.Nadal, comencé a acordarme de cómo era yo de pequeña, de todo lo que había desaparecido de esa niña feliz que erea yo, y cómo apareció aquella persona tan triste. Y me curé, no tengo ni una sola herida en mi cuerpo, los médicos dicen que puede pasar, que es raro pero que a veces pasa. Yo ahora soy muy feliz, tengo una foto de cuando tenía seis años en el corcho de la habitación, y cada mañana le digo: a ti no te voy a fallar; creo que estoy cumpliendo. Un abrazo muy fuerte y sigue haciendo este trabajo tan positivo y lleno de amor.

Ana María Codina

Hace dos años estaba muy mal, pero conocí a MªÀngels Mestre en una de sus conferencias, leí sus dos libros y asistí a sus talleres, y hoy puedo decir que soy una persona nueva. Antes vivía a base de parches de morfina y cuatro calmantes diarios. Ahora ya no tengo dolor, incluso me ha marchado el que tenía en la cicatriz de una operación que me hicieron en el hígado para extraerme un quiste.

Estoy trasplantada de un riñón por lo mismo que me operaron del hígado, una poliquistosis hepática-renal. Además tengo bocio multinodular y diverticulosis. A pesar de todo esto, soy otra persona y sinceramente le agradezco a ella todos los consejos.

Loli Moreno, 68 años Badalona (Barcelona)

Hace 10 años, para poder dormir, necesitaba 3 Diazepams.

Hace 10 años tenía todos los síntomas de la fibromialgia, sfc y mucho más…

Todo esto en una persona que había sido siempre activa y terriblemente trabajadora.

No podía ni llevar un anillo para no soportar su peso sobre mi dedo.

En el 2007 mi hijo, componente de un grupo musical, me dedicó una canción que expresa cómo me veían y cómo sufrían los míos.

"Te pido al oído, no te me mueras más…"

Tuve la suerte de recibir, del acupuntor que me trataba, el teléfono de MªÀngels, y descubrí que su proceso era el mío, no dejando nunca de buscar y no tirando nunca la toalla. Ella representó mi primer suspiro de esperanza.

La limpieza depurativa me provocaba llanto. Le agradezco, en esos momentos, que me apoyara para tranquilizarme. Mi peso llegó a ser de 39kg. Poco tiempo después comenzó los talleres, a los que asistí, y tengo la certeza de que acabé de hacer el trabajo. Desde entonces, mi vida ha cambiado.

El libro, que está en mi mesilla de noche, me recuerda que no hay que cometer los errores del pasado.

Hoy vuelvo a sentirme viva. Hoy ha vuelto a mis 47 kg y sé que a la fibromialgia sí se la puede combatir para conseguir hacer la vida que no pensaba nunca que podría volver a hacer.

Nina Cavallero, Barcelona

Después de pasar cuatro años afectada de fibromialgia y sfc en grado máximo, y habiendo visitado a varios médicos sin resultado y sin esperanza alguna, conocí a MªÀngels Mestre. El hecho de haberla conocido en los momentos más difíciles de la enfermedad, supuso para mí ver la luz donde sólo existía oscuridad, dolor y pena.

Le estoy agradecida por haber hecho pública su historia personal en el libro "Hablemos de Fibromialgia", ya que con él ha hecho un gran trabajo de soporte. En mi caso, puedo decir que a mi marido y a mí nos ha servido de gran ayuda, pues los dos hemos mejorado.

Es imposible superar la enfermedad sin saber cuáles han sido las causas que te han ido conduciendo hacia ella, y una vez comprendidas, trabajar muy duro con ellas, es decir, contigo misma. Esta enfermedad sólo la supera la persona que realmente quiere salir de ella.

Isabel Mialdea, Barcelona

Leer este libro fue como ver la luz al final de un túnel muy largo y negro, ya que me dio la energía para luchar y hacer cambios para mejorar el estado en el que me encontraba.

Los talleres que imparte MªÀngels me proporcionaron muchos conocimientos sobre esta enfermedad tan desconocida. Puedo decir que, incluso quería repetir los talleres y tengo muy buen recuerdo porque fueron el impulso que yo necesitaba.

Neus Plaja, La Bisbal de l'Empordà (Girona)

La lectura de este libro ha representado para mí un cambio de vida, tanto física como psicológicamente. He aprendido a conocerme y a conocer a las personas de mi entorno.

Con la alimentación macrobiótica he experimentando una gran mejoría en mi salud, y debido a mis cambios, he recomendado este libro a muchas personas que también se han beneficiado.

Por todo ello, quiero dar las gracias a su autora y ahora mi amiga MªÀngels Mestre.

Amparo Ferrer, Valencia

El impacto que me produjo este libro fue el verme reflejada en MªÀngels, el dolor, la lucha, la incomprensión de todo el mundo, médicos, familia y amigos, y sobre todo en lo que ella comenta sobre la "nena pupas".

Llegué a un punto en que dudaba de si la lucha valía la pena. Ya había visto a mi madre tomar la misma medicación que yo sin que le calmara el dolor. Tengo una hija médico que me decía que mis males no estaban escritos y, de repente, me llegó este libro que me trajo luz para no ir más a tientas. Mejoré. Ahora, dentro de mí, me siento totalmente nueva. No tomo ninguna medicación y tengo la esperanza de ir mejorando mucho más. Gracias, MªÀngels, por querer ayudarnos como has hecho y haces.

Joana Anglés, El Pont d'Armentera (Tarragona)

Dice MªÀngels que "la salud es la capacidad de adaptarse a las dificultades de la vida". Yo ahora también lo creo. Leer este libro y realizando los talleres de fibromialgia, me he dado cuenta que la enfermedad es un camino durísimo, lo sé por experiencia. Pero puede conducirte a buscar soluciones y conocimientos que no esperabas, muchos están en nuestro interior. Hay que hacer un nuevo paso de cambio hacia delante.

Montserrat Corcho, Barcelona

He recomendado tu primer libro, incluso he regalado unos cuantos. Ahora, mi libro, lo he dejado a una chica.

El libro me lo llevo hasta los fines de semana. Sólo pienso que lo hubiera querido leer 25 años antes!!!

Ahora hay muchas cosas a reconducir. Y eso, a estas alturas, me cuesta mucho. Como bien dices, tiene que haber un cambio de actitud para ir cambiando las cosas.

Un abrazo.

Montserrat Omella

Leer tu primer libro y asistir a tus talleres ha significado para mí un cambio total de vida y forma de pensar. Fue como abrir una puerta y cambiar de una habitación oscura y tétrica, a otra llena de luz y esperanza. Yo no conocía nada de este mundo que explicas, no conocía ningún alimento de la Cocina Macrobiótica ni tampoco que existiera esta alimentación, el Shiatsu, la Meditación…

Antes de leer tu libro mi vida era un caos (ahora lo es un poco menos), tomaba muchos medicamentos, iba de médico en médico y tenía depresión por todo lo que me ocurría.

Tu libro me abrió los ojos y la mente, ahora soy más consciente de lo que como, lo que hago, cómo veo las situaciones y a los demás, que nada pasa por casualidad…

Estoy muy enterada de todas las terapias alternativas, leo revistas sobre ello (antes sólo leía prensa rosa), libros, conferencias…

Llevo más de un año sin ninguna medicación, ente la alimentación, masajes, ayuda psicológica…soy otra. Ya no quiero nombrar lo que me diagnosticaron, estoy convencida totalmente de que poco a poco me voy a ir curando.

Y todo esto y más gracias a la puerta que me abriste para que pasara a un mundo desconocido para mí.

Muchas gracias.

MªJosé Martínez, Barcelona

Hablemos de Fibromialgia" ha supuesto para mí un auténtico descubrimiento. Es mucho más que un montón de herramientas que puedes utilizar para mejorar tu estado físico. En mi caso, está siendo la constatación de que yo puedo cambiar mi vida si cambio mi forma de pensar... Estoy trabajando en ello y los resultado son fabulosos.

Mercedes Ibaceta

Yo, como muchas de las afectadas por al enfermedad de fibromialgia y fatiga crónica, hemos tenido que soportar múltiples exploraciones hasta que nos dieron el diagnóstico.

Debo decir que el mundo se derrumbó y pensaba que mi vida estaba ya acababa y a partir de entonces un ser inútil. Todo cambió cuando una compañera me comentó la presentación de un libro escrito por MªÀngels Mestre, afectada de la misma enfermedad y que lo tenía superado. Asistí a dicha presentación y debo decir que a partir de ese instante mi vida cambió de negativo a positivo.

Tengo brotes, tengo días buenos y malos, pero mi mente es positiva, potencio lo que puedo hacer y descarto todo lo negativo. He aprendido a utilizar métodos naturales como la acupuntura, homeopatía, etc. Y todo ello debo darle las gracias a MªÀngels, sin su libro y sin sus vivencias yo estaría inmersa en una depresión.

Desde aquí muchas gracias a MªÀngels y al resto que no se rindan que hay mucho en la vida por lo que hay que vivir.

Carmen Ballarín

Hace ya más de dos años que me diagnosticaron fibromialgia y s.f.c, después de un largo periplo de médico en médico. Aducía la sintomatología a un par de intervenciones quirúrgicas de la columna vertebral que se me practicaron diez años atrás a causa de un accidente. Sin embargo, los síntomas se agudizaron y se multiplicaron, al dolor y la fatiga se sumaron migrañas, vértigos, colon irritable, náuseas…, hasta que una mañana no pude levantarme para ir a trabajar. En ese momento tuve la certeza de que lo que me ocurría no se debía únicamente a mi lesión de espalda. Fue entonces cuando comencé a visitar un médico tras otro hasta que, finalmente, el jefe de reumatología del H.S.C.S.P me explicó, tras explorarme y hacerme algunas preguntas, que lo que me estaba pasando tenía un nombre. Me entregó multitud de folletos informativos, me recetó varios fármacos muy potentes, e hizo hincapié en el deporte. Aun así no mejoraba, y eso me generaba una tristeza e impotencia enormes, pues con 26 años no podía plantearme ninguna perspectiva de futuro. Ante tal panorama, decidí comenzar a buscar otras alternativas y emprendí la lectura de infinidad de libros y artículos. El verano pasado, en la biblioteca de la población en la que resido, mi pareja halló un libro que significó, para mí, la llave del cambio.

Leí **Hablemos de fibromialgia** de MªÀngels Mestre, a pesar de que me costaba mucho concentrarme. Busqué en su página web y vi que había un segundo libro **De la fibromialgia a la salud**, además de los talleres. Me apunté a los talleres, que comenzaron en octubre. Los cambios en la alimentación se mostraron ya a partir de la segunda semana de iniciarlos. Estaba estupefacta, y mi pareja también, pues lo que comía ya no me sentaba mal. Poco a poco, también fui siendo consciente de que necesitaba cambiar el modo en que vivía el día a día, pues cualquier evento de la jornada, ya fuera ocio o trabajo, me producía una angustia y tensión terribles.

He ido aprendiendo, y todavía sigo, a decir "no" sin sentirme culpable, a practicar ejercicios de relajación que me ayudan muchísimo, a cocinar unos alimentos que me dan energía y equilibrio, en definitiva, he hecho infinidad de cambios, he comprendido, gracias a la ayuda de MªÀngels M., que yo era la única persona que podía superar mi propia enfermedad.

Le agradezco infinitamente la labor que hace por ayudar a las personas que padecemos esta enfermedad, pues si no fuera por ella y por la lectura de sus libros, por su asesoramiento y dedicación, nunca hubiera tenido la posibilidad de volver a tener una vida como la que tengo y quiero.

Muchísimas gracias, MªÀngels.

Carmen Marques B.